JN334949

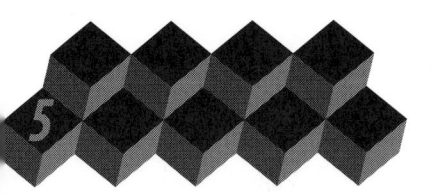

エビデンス・ベイスト
心理療法シリーズ
Advances in Psychotherapy Evidence-Based Practice

貝谷久宣　久保木富房　丹野義彦［監修］

ADHD

Attention-Deficit / Hyperactivity Disorder in Children and Adults
Annette U. Rickel, Ronald T. Brown
アネット・U・リッケル, ロナルド・T・ブラウン［著］

松見淳子［監訳］

佐藤美幸［訳］

金剛出版

Advances in Psychotherapy — Evidence-Based Practice

Danny Wedding: PhD, MPH, Prof., St. Louis, MO
(Series Editor)
Larry Beutler: PhD, Prof., Palo Alto, CA
Kenneth E. Freedland: PhD, Prof., St. Louis, MO
Linda C. Sobell: PhD, ABPP Prof., Ft. Lauderdale, FL
David A. Wolfe: PhD, Prof., Toronto
(Associate Editors)

　このシリーズの基本的な目的は，日常臨床でよくみられる疾患についての実践的でエビデンスに基づく治療の手引きを，「読みやすい」方法で治療者に提供することである。このシリーズの各巻は，日常臨床で専門家が使用できる特定の疾患についての簡潔な「ハウツー」本でもあるし，かつ学生や実践指向型の生涯教育のための理想的な教育資料でもある。
　このシリーズは各巻とも同じ構成となっており，日常臨床に関係するすべての側面について簡潔にわかりやすく案内している。表や，囲み記事の形にした「臨床のツボ」，傍注，欄外に記した要旨が理解に役立ち，チェックリストは日々の実践で使用できるツールを提供している。

Attention-Deficit/Hyperactivity Disorder in Children and Adults
Annette U. Rickel, Ronald T. Brown

Copyright©2006 by Hogrefe & Huber Publishers
Japanese translation rights arranged with Hogrefe & Huber Publishers
through Japan UNI Agency, Inc., Tokyo

監修者序文
エビデンス・ベイスド心理療法シリーズ：刊行にあたって

　米国精神医学会の年次総会は精神科医や神経科学者をはじめ，心理士，作業療法士などのパラメディカルスタッフも含めて例年約1万人前後参加する大規模な催しである。私は1988年以来海外特別会員としてほぼ毎年この学会に参加している。それは，この学会は臨床家を育て鍛える種々の機会を与えてくれるからである。まさにアメリカのプラグマチズムを象徴するかのような学会である。精神医学のすべての分野をカバーする何百という数のミーティングや講義が行われる。そのほかに，広大な会場で薬と医療機器の会社をはじめ，精神医学分野の出版社はほとんど参加するイクスヒビションも大きな魅力である。例年私はこの展示場で新しい本を探しまわる。日本にまだ紹介されていない使えそうな情報を収集する。このようにして今までに数冊の本をNPO法人不安・抑うつ臨床研究会のメンバーが中心になって翻訳刊行した。このAdvances in Psychotherapy Evidence-Based Practicesシリーズは昨年のサン・フランシスコの年次総会で見出した。エビデンスのある心理療法，すなわち認知行動療法の本である。

　本年，厚生労働省はうつ病の認知行動療法を保険適応とした。この数年間マスコミやメンタルヘルス関係では向精神薬療法を悪者の如く扱い，認知行動療法が最上の治療のように取り上げる傾向がある。このような極端な風潮がユーザー側にひろく流布し，軽い気持で認知行動療法を希望して医療機関に数多くの患者が押しかけている。医療機関側も時流に乗り遅れてはならないとにわかに認知行動療法を導入する施設が増えてきた。即席認知行動療法家の誕生である。新しい治療法が始まる場合はこのような状況が生じることは多少とも止むを得ないことではある。願わくば，認知行動療法の専門家が増えて患者側の要求に十分に応えられる体制ができることである。この本のシリーズの監修者3名はその他の有志とともに2006年に東京認知行動療法アカデミーを結成した。年に4回この分野の第一級の講師にお願いしセミナーを開いている。受講生の数は現在までに延べ4,000人以上に達している。このシリーズはこのような精神医療の趨向にかなったものだと思念する。

　このシリーズの総編集はサンフランシスコのアライアント大学カリフォルニア心理学学校のD. ウェディング教授になる。現在までに23巻が刊行され，将来なお11巻が予定されている。このシリーズは米国心理学会の傘下にある米国臨床心理学会の支援のもとに編集発刊されている。各巻の著者は臨床経験豊かなその分野の第一人者である。このシリーズの編集方針は，まず何よりも実務にすぐ利用できる読みやすいコンパクトな本であることである。それ故に，豊富な図表，

臨床のツボ，症例スケッチ，患者教育資料がちりばめられている。そして記載された技法や理論の基礎となる文献が豊富に引用されている。このシリーズの本は，心理療法家の頂上に立つ指導者から裾野で訓練を受けている学生まですべての人の診察室やカウンセリングルームに置かれる価値があると思う。

　このシリーズの翻訳は，3人の監修者で熟慮相談し，各分野の第一人者にお願いした。このシリーズが日本の心理療法家とりわけ認知行動療法家に広く愛読され，多くの患者から苦を取り去り，楽を与え，充実した人生が送られるよう援助していただければ監修者の望外の喜びである。

平成22年庚寅　師走
貝谷久宣
久保木富房
丹野義彦

序　文

　　注意欠如・多動性障害（Attention-Deficit/Hyperactivity Disorder: ADHD）は，7％もの子どもにみられる一般的な障害であり，児童相談所に紹介されるケースの30～40％を占める。しかし，ADHDは定義をするのが最も難しい障害の1つでもある。近年示されてきたように，ADHDは成人になっても続くことがよくあり，学業的，情緒的，社会的，職業上の機能に深刻な影響をおよぼす可能性がある。しかし，適切にみつけて診断をすれば，効果が確立されたADHDのための介入が数多くある。

　　ADHDの子ども，青年，成人における，神経生物学，遺伝，併存障害，薬物療法や精神療法について，非常に多くの知見が蓄積されてきた。読者は病因学やADHDの子ども・成人に見られる症状に関する近年の研究の進歩を知ることができるだろう。また，本書は実践家がADHDの診断を理解するのに必要なアセスメント手続きだけではなく，中枢神経刺激剤の使用や薬物療法の副作用についても取り上げている。学習障害，物質乱用，うつ病性障害や不安障害といった，よく見られる併存障害についても詳述する。さらに，個別の行動的技法，仲間や学校をベースとした介入，成人を対象とした就労支援や指導など，効果的な心理療法にも焦点を当てる。最後に，ADHDの人の権利を保障するための連邦指令を示し，関連する法律上の問題を検討する。

　　本書は，実践家が日々の臨床で用いることのできるコンパクトなハウツー本でもあり，実践家を目指す学生にとっては理想的な教科書でもある。本書の最も大きな特徴は，実践的で「読者が利用しやすい」ということである。シリーズの他の本と同じような構成をとっており，ADHDの子どもから成人までのアセスメントやマネージメントについてあらゆる面を網羅したコンパクトでわかりやすいガイドである。表，ケース，注釈も理解の助けとなるだろう。さらに，ADHDの人や専門家にも役立つように，参考文献，サポートグループ，教育機関に関する情報が掲載されている。

謝　辞

　本書を作成するにあたって，以下の方々に協力をいただいたことを記して感謝の意を表します。Rachael Goldsmith 博士は本書の完成に多大なる貢献をしてくださった。さらに，Victor Rubino 氏の助力にも心から御礼申し上げます。

目 次　　　　　　　　　　　　　　　　　　　　　ADHD

監修者序文 …………………………………………………………… 3
序　文 ………………………………………………………………… 5
謝　辞 ………………………………………………………………… 6

1　ADHDとは ……………………………………………………… 11
1.1　用　語 …………………………………………………………… 11
1.2　定　義 …………………………………………………………… 11
1.3　疫　学 …………………………………………………………… 13
　1.3.1　有病率 ………………………………………………………… 13
　1.3.2　性　差 ………………………………………………………… 14
　1.3.3　年　齢 ………………………………………………………… 14
　1.3.4　成人期にみられる問題 ……………………………………… 15
　1.3.5　民族性 ………………………………………………………… 17
1.4　経過と予後 ……………………………………………………… 18
1.5　鑑別診断 ………………………………………………………… 18
1.6　ADHDの患者にみられる併発障害 ………………………… 20
1.7　診断手続き ……………………………………………………… 22

2　ADHDの理論とモデル ……………………………………… 25
2.1　ADHDの生物学的要因 ……………………………………… 25
　2.1.1　遺伝的要因 …………………………………………………… 25
　2.1.2　神経学的要因 ………………………………………………… 26
　2.1.3　認知的要因 …………………………………………………… 27
2.2　ADHDの周産期における要因 ……………………………… 29
2.3　ADHDの心理学的要因 ……………………………………… 29
2.4　生物学的要因と心理学的要因の相互作用 …………………… 30

3　診断と治療方針の決定 ……………………………………… 32
3.1　アセスメントの手続き ………………………………………… 33
3.2　アセスメント方法の詳細 ……………………………………… 34
3.3　方針決定の手続き ……………………………………………… 35
3.4　治療の検討 ……………………………………………………… 36

4　治　療 …………………………………………………………… 38
4.1　治療の方法 ……………………………………………………… 38
　4.1.1　中枢刺激剤による薬物療法 ………………………………… 38
　4.1.2　心理療法 ……………………………………………………… 42
　4.1.3　薬物療法と行動的介入の組み合わせ ……………………… 46
　4.1.4　成人に多くみられる心理的問題 …………………………… 47

	4.1.5	教師や学校を対象とした介入	50
	4.1.6	社会的スキル訓練	51
4.2	作用機序	52
	4.2.1	代替治療	53
4.3	効果と予後	54
4.4	さまざまな治療方法と組み合わせ	57
	4.4.1	合併疾患	58
4.5	治療を実施する際の問題点	62

5　症例スケッチ　66

症例1：エミリア　66
症例2：アンドリア　67
症例3：ピーター　69

6　参考図書　71

7　文　献　72

8　付録：ツールと資料　83

個人および専門家のための組織とサポートグループ　83
日本国内のサポートグループ　85

監訳者あとがき　87

エビデンス・ベイスト
心理療法 シリーズ
Advances in Psychotherapy Evidence-Based Practice

ADHD
Attention-Deficit /
Hyperactivity Disorder
in Children and Adults

1 ADHDとは

1.1 用　語

　ADHD（注意欠如・多動性障害）は神経発達上の障害であり，発達上不相応な水準の不注意，衝動性および／または多動性が複数の場面で慢性的な機能不全を引き起こしている場合に診断される（American Psychiatric Association, 2000）。また，ADHDは認知機能や行動上の問題が伴うこともあり，これらは児童期から見られることが多い。『精神疾患の診断・統計マニュアル第4版改訂版（DSM-Ⅳ-TR; 米国精神医学会, 2000)』は，ADHDを以下のコードに分類している[訳注1]。

　314.01　注意欠如・多動性障害，混合型
　314.00　注意欠如・多動性障害，不注意優勢型
　314.01　注意欠如・多動性障害，多動性－衝動性優勢型

　国際疾病分類第10版（ICD-10; 世界保健機関, 1992）では，ADHDはコードF90「多動性障害」およびコードF90.0「活動性および注意の障害」のなかに含まれている。ADHDの歴史は混乱が続いており，多くの俗説や誤解に基づいて診断や対応が行われてきた。ADHDはかつて「脳損傷症候群」「微細脳損傷」「多動性障害」などの違う用語で知られていた。近年，病因学の理解，概念の明確化，適切な対応の開発が進んだことにより，用語が変化してきた。

1.2 定　義

　DSM-Ⅳ-TRによると，ADHDの診断基準には次のような発達の水準に相応しない不注意，衝動性および／または多動性が含まれる。

Ⅰ．AかBのどちらか
　A．以下の不注意の症状のうち6つ（またはそれ以上）が少なくとも6カ月間持続したことがあり，その程度は不適応的で，発達の水準に相応しないもの：
　　不注意：
　　1．学業，仕事，またはその他の活動において，しばしば綿密に注意することができない，または不注意な過ちをおかす。
　　2．課題または遊びの活動で注意を持続することがしばしば困難である。
　　3．直接話しかけられた時にしばしば聞いていないように見える。
　　4．しばしば指示に従えず，学業，用事，または職場での義務をやり遂げ

ることができない(反抗的な行動,または指示を理解できないためではなく)。
5．課題や活動を順序立てることがしばしば困難である。
6．(学業や宿題のような)精神的努力の持続を要する課題に従事することをしばしば避ける,嫌う,またはいやいや行う。
7．課題や活動に必要なもの(例：おもちゃ,学校の宿題,鉛筆,本,または道具)をしばしばなくす。
8．しばしば外からの刺激によって容易に気が散ってしまう。
9．しばしば毎日の活動を忘れてしまう。

B．以下の多動性－衝動性の症状のうち6つ(またはそれ以上)が少なくとも6カ月間持続したことがあり,その程度は不適応的で,発達水準に相応しない：

多動性：
1．しばしば手足をそわそわと動かし,または椅子の上でもじもじする。
2．しばしば教室や,その他,座っていることを要求される状況で席を離れる。
3．しばしば,不適切な状況で,余計に走り回ったり高いところへ上がったりする(青年または成人では落ち着かない感じの自覚のみに限られるかもしれない)。
4．しばしば静かに遊んだり,余暇活動についたりすることができない。
5．しばしば「じっとしていない」またはまるで「エンジンで動かされるように」行動する。
6．しばしばしゃべりすぎる。

衝動性：
1．しばしば質問が終わる前に出し抜けに答え始めてしまう。
2．しばしば順番を待つことが困難である。
3．しばしば人の話をさえぎったり,割り込んだりする(例：会話やゲームに干渉する)。

II．多動性－衝動性または不注意の症状のいくつかが7歳以前に存在し,障害を引き起こしている。

III．これらの症状による障害が2つ以上の状況(例：学校(または職場)と家庭)において存在する。

IV．社会的,学業的,または職業的機能において,臨床的に著しい障害が存在するという明確な証拠が存在しなければならない。

V．その症状は広汎性発達障害,統合失調症または他の精神病性障害の経過中にのみ起こるものではなく,他の精神疾患(例：気分障害,不安障害,解離性障害,またはパーソナリティ障害)ではうまく説明されない。

これらの基準に基づき，3つの病型に分類される。
1. 注意欠如・多動性障害，混合型：過去6カ月間IAとIBの基準をともに満たしている場合。
2. 注意欠如・多動性障害，不注意優勢型：過去6カ月間，基準IAを満たすが基準IBを満たさない場合。
3. 注意欠如・多動性障害，多動性-衝動性優勢型：過去6カ月間，基準IBを満たすが基準IAを満たさない場合。

ICD-10によると，ADHDの定義は以下の通りである[訳注2]。
F90.多動性障害：この一群の障害は，発達の早期（通常生後5年以内）に生じる。その主な特徴は，認知の関与が必要とされる活動を持続できず，どれも完結することなく1つの活動から次の活動へと移る傾向であり，そしてそれに体制化されない調節不良の過度の運動を伴う。他のいくつかの異常が併発することがある。多動児はしばしば向こうみずで，衝動的で，事故を起こしやすく，熟慮の末の反抗というよりは軽率な規則違反を犯すため，しつけの問題とされることになる。彼らの大人との関係では，しばしば社会的な抑制が欠如し，普通にみられるはずの注意や遠慮がない。他の子どもとの関係では人気がなく，孤立しがちで，認知の障害が通常みられ，運動発達や言語発達の特異的な遅れが不釣合いに頻繁にみられる。反社会的行動と低い自己評価が二次的に併発することがある (World Health Organization, 1992)。

鑑別診断：不安障害
　　　　　気分（感情）障害
　　　　　広汎性発達障害
　　　　　統合失調症
F90.0 活動性および注意の障害
多動を伴った注意欠如障害あるいは注意欠陥症候群
注意欠如・多動性障害

この定義では，素行障害を伴った多動性障害は**除外**される。
精神疾患の分類における大きな問題の1つは，現在のところ症状に大きく注目して障害の概念化が行われている点である。診断基準を決める際に，障害によって家庭，学校，友人間などさまざまな場面で引き起こされる機能的障害よりも，不注意や衝動性といった症状に重きが置かれている。

1.3 疫　学

1.3.1　有病率

ADHDの有病率は，学齢期の子どもで約3％から7.5％（調査によって数字は異なる），もしくは米国で140万人から300万人と推定されている（Barkley,

学齢期の3～5％の子どもがADHDとされている

2006)。概して，米国の学齢期の子どものうち約5％がADHDの基準を満たしている（American Psychiatric Association, 2000）。調査対象者（養育者，教師）によってADHDの有病率は変化する。しかし，ADHDの有病率を変化させる最も大きな要因は基準の厳密さである。ミネソタ州ロチェスターにあるメイヨークリニックで実施された臨床的診断と病院や学校の記録を注意深く検討した研究において，St. Sauverら（2004）は，その地区の学齢期の子どものうち7.5%がADHDであることを明らかにした。多くの子どもがADHDを対象とした適切な対応を受けていないため，ADHDの発生率はデータが示しているよりも高いと主張している専門家もいる（Barkley, 2006）。

1.3.2 性　差

ADHDは女性よりも男性に多く見られる

ADHDは女性よりも男性に多くみられ，男女比は2：1から6：1と指摘されている（Biederman et al., 2002）。ADHDは女児よりも男児に多くみられるが，女児の方がADHDの影響を深刻に受けている可能性がある。女児は男児に比べると行動問題や破壊的行動が顕在化しないと指摘されてきた。これは，女児の行動上の問題は単に周囲を困らせることが少ないために，精神保健サービスを受ける女児が少ないことを説明しているかもしれない。近年，女児のADHDの有病率が顕著に増加している。これは，専門家が注意深くADHDのサブタイプ，特に不注意優勢型を特定するようになったためであると考えられる。

1.3.3 年　齢

一般にADHDは年少期に発症して慢性的に続く障害であり，ADHDの子どもや青年は学業，行動，社会面で困難を抱えるリスクが高い。ADHDは通常7歳以前に発症し，青年期もしくは成人期まで続くこともある。早期に症状が見られ幼児期に発症している場合，児童期になると症状がより重度になるだけではなく予後が悪いことを示した新しい研究もある（Campbell, 1990）。したがって，治療はできるだけ早く始め，さまざまな困難に取り組み，さまざま場面で長期間にわたって実施することが肝要である。

成人期のADHDの症状は小児期とは異なる。本来ADHDは小児期にみられる障害として定義されたため，小児期にみられる症状をもとに症状の記述がなされている。DSM-Ⅳでは過去の診断基準が改善されたが，それでもまだ子どもを対象としているかのような記述になっている（Weiss et al., 1999）。ADHDの子どものうち約60%は成人になっても症状が続いており（Elliott, 2002），現在の診断基準に基づくと成人の約2～10%がADHDに該当するにも関わらず，多くの人が，精神保健の専門家でさえもADHDは成人になると見られないと誤解している場合がある（Weiss et al., 1999）。多くの場合，ADHDは生涯にわたって継続する症状である。小児期から青年期，成人期へと成長した時に，多動性の症状は消失することがあるが，転導性と不注意の問題は持続する（Nadeau, 2005）。

1.3.4 成人期にみられる問題

　子どもの時に落ち着きのなさを経験している人は，仕事や生活にさまざまな活動を取り入れる必要があることに気づくだろう（Alder, 2004）。彼らはずっと同じ場所で単調な作業をすることを求められると苛立つことがある。多くの場合，ADHDの落ち着きのなさは精神運動性の興奮から目標志向の活動へと移行していく。ADHDの成人にみられる落ち着きのなさも，場合によってはポジティブな結果をもたらすことがある。例えば，同時に複数の仕事やプロジェクトに関わったり，生活環境に活力をもたらしたりすることがある（Weiss et al., 1999）。

　ADHDの成人の多くは，職場で困難を経験している。子どもの時は大きな問題にはならなかった不注意の症状が，ADHDの人が成人になって職場で働く時に深刻な問題となって表面化することがある。ADHDの人は締め切りを守り，整理整頓をし，仕事の優先順位をつけ，時間を管理することに苦労するだろう。Weissら（1999）は，ADHDの患者が抱える最も大きな問題として，時間管理と先延ばしを指摘している。これらの問題は，仕事の開始，完成，切り替えとも関連しているだろう。これらの問題は，学業達成や出世に深刻な影響をもたらす可能性がある。高機能のADHDの成人は知的能力が高いため学校では問題なく進級することができるが，より労力が求められる環境になると達成が難しくなる可能性がある。感情面での影響には，自己統制の困難，圧倒されるような気分，コントロールの難しさなどがある（Nadeau, 2005）。

　不注意がADHDの子どもよりも成人でより深刻な問題として表面化するのと同様に，衝動性の症状も深刻な影響を及ぼす。ADHDの成人は仕事や人間関係に興味を持っていても，それを突然失ってしまう経験をするかもしれない。また，衝動買いなど金銭面で不適切な決定を下してしまうこともある。これらの経験は自己非難を引き起こし，ADHDを持つ多くの人が抱える自尊感情の問題が悪化する。

　ADHDは成人の人間関係にも影響する。養育スタイルや恋愛関係に影響を及ぼす可能性がある。落ち着きのなさは，友人や恋愛のパートナーに比べてリラックスすることに乗り気にならないなど，友人関係や恋愛関係に影響するだろう。ADHDの成人は約束や行事に遅れたり，すっぽかしたりすることもある。また，苛立ちをコントロールすることが苦手な人もいる。例えば，彼らは簡単に怒りを感じ，その怒りを不適切に表出してしまうことがある。

　他にも，ADHDの成人にみられる問題がいくつかある。ADHDではない成人に比べるとADHDの成人は交通事故に遭いやすい（Barkley et al., 1996）。これらの事故はADHDではない成人が遭う事故に比べるとより大きいものである。ADHDの症状は人間関係や仕事の遂行に影響を及ぼすだけではなく，公共料金の支払い，税金の書類作成，メールなどの返事や文書のやり取りにも困難を抱えることがある（Weiss et al., 1999）。そのほかによくみられる問題として気分の不安定さがあり，対人的なやり取りや自尊感情に影響する可能性がある。

　Weissら（1999）は，ADHDの成人にみられる特徴を挙げている。先延ばし，挫折感，時間管理能力の欠如，能力以上の仕事を引き受ける傾向を，ADHDの成人にみられる主症状とした。これらの特徴はADHDの成人が多く経験するにも

> ADHDは通常7歳以前に発症する

関わらず，現在のところ DSM の基準には記載されていない。表 1 は，Weiss らが指摘した ADHD の成人が示す可能性のある症状である。

表1　ADHD の成人にみられる症状

DSM-Ⅳにおける不注意の基準	ADHD の成人にみられる症状
1. 学業，仕事またはその他の活動において，しばしば綿密に注意することができない，または不注意な過ちをおかす。	ADHD の成人は，物をどこに置いたかを覚えておくことが難しい。これが仕事に支障をきたすことがある。所得税の書類作成など細かい注意力が必要な作業や単調な作業で苦労することがある。
2. 課題または遊びの活動で注意を持続することがしばしば困難である。	ADHD の成人は，部屋の掃除などの作業を完了させることが難しく，別の新しい作業を始めてしまう。読書，手紙を書くこと，支払い，会計記録などで注意を持続することができないことがある。
3. 直接話しかけられた時にしばしば聞いていないように見える。	ADHD の成人は何を言われたのかわかっていないように見えたり，話し手に注目するのが困難であるため，話を聞いていないと言われたりすることがある。無関心でいるように見えることもしばしばある。
4. しばしば指示に従えず，学業，用事，または職場での義務をやり遂げることができない。	ADHD の成人は他者からの指示に従うことや，説明書を読んだりその指示に従ったりするのが難しい。また，やり始めたことを継続することができない。
5. 課題や活動を順序立てることがしばしば困難である。	ADHD の成人は常習的に遅刻をし，締め切りや約束を守らないことがある。こういった仕事が得意な配偶者や秘書などに仕事を任せることもある。
6. （学業や宿題のような）精神的努力の持続を要する課題に従事することをしばしば避ける，嫌う，またはいやいや行う。	ADHD の成人はメールや手紙の返事，書類の整理，税金や公共料金の支払い，保険や遺言状の手続きが遅くなることがある。先延ばしによる不適応を報告することもある。
7. 課題や活動に必要なもの（例：おもちゃ，学校の宿題，鉛筆，本，または道具）をしばしばなくす。	ADHD の成人は自分の鍵や財布を失くしやすい。どこに車を止めたか忘れてしまう。親になると，子どものスケジュール，送り迎えや約束を忘れてしまうことがある。
8. しばしば外からの刺激によって容易に注意をそらされる。	ADHD の成人は自分の生活環境において，刺激に圧倒されたり，気がそれたりすることがある。親になると，子どもの通常の行動に圧倒され過剰反応してしまうこともある。
9. しばしば毎日の活動を忘れてしまう。	ADHD の成人は，記憶や計画に問題を抱えていると報告することがある。
DSM-Ⅳにおける多動性の基準	ADHD の成人にみられる症状
1. しばしば手足をそわそわと動かし，または椅子の上でもじもじする。	ADHD の成人は貧乏ゆすりをする。手足でトントン何かを叩く，姿勢を変えるなど，目に見えてそわそわする。

表1　ADHDの成人にみられる症状（続き）

DSM-IVにおける多動性の基準	ADHDの成人にみられる症状
2. しばしば教室や，その他，座っていることを要求される状況で席を離れる。	ADHDの成人は会話の間にじっと座っていることが困難であったり，待っているべき場面で落ち着いていることが難しかったりする。
3. しばしば，不適切な状況で，余計に走り回ったり高いところへ上がったりする（青年または成人では落ち着かない感じの自覚のみに限られるかもしれない）。	ADHDの成人は，常に「働きづめ」でなければならないと感じていたり，刺激のある活動を必要とすると報告することがある。面接の間に歩き回ったり，そわそわしたりすることもある。
4. しばしば静かに遊んだり，余暇活動についたりすることができない。	ADHDの成人は家にいたり，静かな活動に参加することを嫌がることがある。多くの人が仕事中毒だと報告する。この場合，休むことなく仕事をする必要を感じている理由を詳細に検討したほうがよい。
5. しばしば「じっとしていない」またはまるで「エンジンで動かされるように」行動する。	家族，友人，恋人がADHDの成人と一緒にいると疲れると報告することがある。ADHDの成人のペースや期待に合わせるのが難しい。
6. しばしばしゃべりすぎる。	ADHDの成人は，しゃべりすぎることで会話のやり取りが難しくなり，周囲の人は話を聞いてもらったり理解してもらったりしたと感じることができない。
7. しばしば質問が終わる前にだしぬけに答え始めてしまう。	医療関係者はADHDの成人にこの特徴があるのに気づくことがあるだろう。ADHDの成人のなかには他の人が話すのがゆっくり過ぎるとか，話し終わるのを待てないと感じる人もいる。
8. しばしば順番を待つことが困難である。	ADHDの成人は，子どもが発達上適切なペースで課題を終えるのを待ってあげることが苦手であり，列に並んで待つことも難しいことがある。
9. しばしば他人を妨害し，邪魔する（例：会話やゲームに干渉する）。	ADHDの成人は，社会的場面や仕事場で頻繁に他人を妨害してしまうことがある。これが社会的不適応感を招くことがある。

(Weiss et al., 1999より)

1.3.5 民族性

ADHDはさまざまな国，文化において同様の割合で発生している。比較文化研究は，ADHDの有病率と遺伝率が同じであることを示した。例えば，Rohdeら（2005）は，ブラジルにおけるADHDの診断に関するデータをメタ分析し，家族内の連続性と併発率は他の発展途上国と同じであることを指摘した。しかし，クラスの人数や文化的背景といった環境要因が，ADHDに関連する症状を持つと特定された子どもに対する教師の評価に影響する（Havey et al., 2005）。このような評価はADHDの経過にも影響するかもしれない。残念なことに，文化間，民族間でADHDについて比較した研究はほとんどない。これは今後調査を行うべき

ADHDの有病率は民族間で差が見られない

重要な問題であることは明らかである。

1.4　経過と予後

ADHDは他の精神疾患と併発することが多い

通常の場合，ADHDは児童期に現れる。治療しないままにしておくと，学業不振や仲間関係の困難を経験する可能性がある。ADHDは外在化行動問題や破壊的行動（例えば，反抗挑戦性障害，素行障害）や内在化行動問題（例えば，不安，抑うつ）を含む多くの精神疾患が伴うことも多い。ADHDがほかの障害と併発すると違った経過をたどり，比較的良好な予後になることすらある（Lahey et al., 2000）。ADHDの子どもは前もって計画したり，社会的手がかりを見つけたりすることが難しい。つまり，ADHDを治療せずに放っておくと「治る」ことはなく，クオリティ・オブ・ライフに大きな悪影響を及ぼす可能性がある。

ADHDは慢性的な障害であり，多くの困難を引き起こすリスクを高めるため，治療は年少期に開始してさまざまな困難に取り組む必要がある。また治療は複数の場面で長期的に実施しなければならない。ADHDに対する治療は集中的に行われているにも関わらず，ほとんどのADHDの子ども（80％以上）は青年期（Tannock & Brown, 2000）や成人期（Barkley et al., 2005）になって，生活スタイルを選択することによって症状をより「コントロール」できるようになっても症状を示し続ける。

1.5　鑑別診断

ADHDと同じ兆候や症状を示す精神疾患や身体疾患があるため，実践家はこれらを考慮する必要がある。ICD-10は，個人の心理学的プロフィールを最もよくあらわすことができる単独の診断カテゴリーの重要性を強調している。一方，DSM-Ⅳを使用している実践家は複数の診断を患者に下すことがあり（Newcorn & Halperin, 2000），ADHDに併発する障害が存在することを認めている。

ADHDの症状は，抑うつ，不安や外傷後ストレス障害の症状と重複する

表2に示したように，集中力の欠如をはじめとするADHDのいくつかの症状は抑うつ，不安や外傷後ストレス障害（posttraumatic stress disorder : PTSD）などの内在化行動と重複することがある。ADHDの多くが治療されなかったり不適切に診断されたりしているが，周囲の人がADHDで苦しんでいると信じていても，実際には不安や抑うつなどほかの障害と関連した症状に悩んでいることもある。

ADHDと診断される可能性があることを不名誉に感じる人もいるが，このような偏見は不安や抑うつのラベルを貼られる際に感じるものとは異なっている。このような理由から，ADHDの診断を望むクライエントもいる。ほかにも，テスト時間の延長など自分に有利な学業の条件を獲得するためにADHDの診断を求める人もいる。学業面の便宜を図ることはADHDの生徒にとって適切であることが多いが，ADHDではない人が症状があるふりをして有利な条件を獲得しようとする場合があることに気をつけなければならない。ADHDとその他の精神疾患との大きな違いは，注意，衝動性や多動性の問題が生まれつきの傾向であることと，

経過が長いことである。

ADHD（不注意優勢型を除いて），反抗挑戦性障害（oppositional defiant disorder: ODD），素行障害（conduct disorder : CD）は，衝動的行動，他者への妨害，順番を待てない，などのいくつかの中核症状を共有している。しかし，ADHD，ODD，CD の順番で反社会的行動が深刻になる。ADHD は ODD や CD と相乗効果を示すというエビデンスもいくつかある（Newcorn & Halperin, 2000）。

> ADHD, ODD, CD は同じ特徴を示すが，反社会的行動はより深刻になってゆく

子どもに ODD か CD の症状がみられる場合には，臨床家は ADHD のアセスメントもするべきである。ADHD の子どもに ODD と CD の深刻な症状が 1 つだけみられることがあり，この場合の診断は特に難しい。このように，ADHD と CD が併発している子どもは頻繁に見られ，この併発症状は併発のない ADHD よりも重度の症状としてあらわれるかもしれない。CD は ADHD の症状を悪化させるというエビデンスがあるため，両方の障害を慎重に扱う必要がある。行動マネージメント，家族システム療法など ADHD と CD の両方を治療することのできる治療技法は多くある。これらの治療技法は本項に出てくるすべての障害に適用することができる。また，ADHD の症状を注意深くマネージメントすることで，ほかの併発障害の治療に役立つことを示した研究もある。

学習障害（learning disabilities : LD）は，読字障害，書字表出障害，算数障害のいずれも，指示に従うことの困難，課題が完成しないうちに他の課題を始めるなど表面的な ADHD の症状と重複しているが，解決するべき主な問題は LD と関連しているだろう。したがって，読字障害に対応することで子どもがより集中し指示に従うことができるようになるかもしれない。ADHD の診断を受けた多くの子どもが学習障害を併発している。一般に，ADHD と LD に対する対応は異なっており，学習障害に対する介入には認知的アプローチ，特別支援教育のアプローチ，治療的アプローチがある。

> 学習障害は ADHD の症状と重複している

実践家が上に挙げた障害との鑑別ができる特徴を探ることが重要である。

> ほかの治療が必要になるかもしれないため，併発障害を診断することは重要である

表2　ADHD とその他の精神疾患との重複

ADHD の症状もしくは関連する特徴	抑うつ	躁病	PTSD	全般性不安障害	物質乱用
注意の持続が困難	○		○	○	○
簡単に気がそれる		○			
そわそわする	○			○	
常に「活動づめ」	○	○		○	○
しゃべりすぎる		○			
気分の不安定さ		○			○
低い自尊感情	○				
感情の爆発		○			○
やる気がない	○				
不機嫌	○				○（使用中断の間）

1.6 ADHDの患者にみられる併発障害

ADHDと併発することがある障害として，CD（ADHDの子どものうち20～40％），ODD（ADHDの子どものうち33～50％），LD（ADHDの子どものうち20～30％）が挙げられる。さらに，過剰不安障害，分離不安障害，全般性不安障害を含む不安障害，大うつ病性障害などの気分障害もADHDと同時に発症することがある。ADHDと併発する精神疾患を特定することでほかに必要な介入を検討し，ADHDの治療計画を立てることができるため，これらの併発疾患を特定，診断することは重要である（Biederman et al., 1992）。

ADHDの子どものうち約20～25％は，特異的学習障害を示している。TannockとBrown（2000）は，ADHDとLDの両方を示す子どもを観察し，彼らは落ち着きがなく不注意で，複雑な会話についていくことが困難であることを明らかにした。TannockとBrownは，ADHDとLDを示す子どもは問題を解くのが遅く不正確である一方，ADHDのみの子どもは問題を解くのが速く不正確であることを指摘した。ADHDを持つ子どもにさまざまなサブタイプがあることを示した研究もいくつかある。例えば，「速い・不正確」グループ，「遅い・不正確」グループなどがあり，学習障害の併発の有無を区別するものである。

ODD，CD，LDの他にも，ADHDの子どもは不安や抑うつに関係する障害を併発することがある。ADHDか不安や抑うつのどちらかに対して適切な治療をすることで，子どもの機能を改善することができる（例えば，学業，仲間関係）。

双極性障害は子どもや青年に多く見られるようになってきた精神疾患であり，ADHDの子どもや青年において併発が見られることが多い。活動性の高さや睡眠欲求の減少など，双極性障害とADHD両方に見られる症状があるため，鑑別診断は特に難しい。鑑別のための手がかりのうち重要なものは，気分の高揚および躁うつの子どもに見られる誇大（必ずしも存在するわけではなく，数週間から数カ月で消失することもある）である。ADHDの子どもや青年の場合は，症状が広範囲に長期間現われる。

ADHDを示す子どもの約4人に1人は1つ以上の不安障害の診断も受けている（Tannock & Brown, 2000）。実際，Biederman, Faraone, Spencerら（1993）はADHDとして紹介された成人のうち半数以上（52％）が2つ以上の不安障害の基準を満たしていることを指摘した。TannockとBrown（2000）は，不安障害とADHDが併発している子どもを「心配症」と記述している。ADHDだけを示している子どもと異なり，不安障害とADHDの両方を示している子どもは明確な不安の症状があり，社会的場面や学業場面における自分のスキルや行動について過度の不安を表す。不安障害がADHDやADHDに関係する症状の発症にどのように影響するのかを検討した研究では，一貫した結果が得られていない。不安障害とADHDが併発した子どもはADHDのみの子どもに比べてストレスの多いライフイベントを経験しやすい。

神経心理学の研究から得られたエビデンスによると，ADHDと不安障害を併発している子どもは注意や集中に関する神経心理学的検査（例えば，連続遂行課題）の成績がよい一方，ほかの検査（例えば，連続負荷検査）では成績が悪い。しかし，併発が神経心理学的検査でのパフォーマンスにどのように影響を及ぼしてい

るのかをさらに検討する必要がある。

　TannockとBrown（2000）は，ADHDと不安障害が併発している子どもは，社会的，学業的機能が低いために自尊感情が低くなっていることを示した。繰り返しになるが，ADHDと不安の併発を特定することが重要である。なぜならこれらを併発している子どもに中枢刺激剤を用いた薬物療法を実施すると，併発のないADHDの子どもに比べて認知面や行動面への効果が少なく，副作用がより多く見られるというエビデンスもあるからである（Tannock & Brown, 2000）。

ADHDと不安を併発している子どもは中枢刺激剤の効果が見られず，副作用がより多く見られる

　臨床家はADHDと診断された患者において抑うつや不安に関連する症状の有無を定期的に確認する必要がある。同様に，より正確な診断をするためにADHDの子どもが示す不安の行動サインに注意する。これらの症状には（すべてということではないが），筋肉の緊張，分離不安，貧乏ゆすり，発語異常などがある。親や教師は子どもの観察可能な行動とADHDに関連する症状について最も詳しく情報を提供できるだろう。しかし，内在化行動（不安，抑うつ）に関する症状については子ども自身の情報が役立つことが多い（Tannock & Brown, 2000）。

　気分障害もADHDと併発することが多い。ADHDに関連する気分の問題のうち，最も多く見られるのは気分の不安定性である（Weiss et al., 1999）。ADHDの患者は急激な気分の変化を示すことが多く，この変化を引き起こすきっかけに気づいていないこともある。このような気分の急激な変化は，うつ病を併発しているADHDの人にみられる抑うつ症状の根拠となるかもしれないが，抑うつ症状が2週間以上にわたって毎日のようにあるわけではないと報告される場合もある。他に，抑うつを併発しているADHDの子どもによくみられる症状として，対応が困難な出来事を過大評価したり，ストレスをコントロールできないと信じ込んでしまったりする傾向が挙げられる。この場合，ADHDの症状によってイライラ，怒り，社会的機能の不全が引き起こされることがある。

気分障害はADHDと併発することが多い

　中枢刺激剤を服用している場合は，薬物の副作用に関連する問題を示すことがある。例えば，食欲不振，不安，気分変調性障害，不眠症，身体愁訴やイライラなどがある。特に，DSMにある大うつ病エピソードの9つの基準のうち，いくつかが中枢刺激剤の副作用と重複している。例えば，活動における興味の減退，食欲の減退または増加，不眠，精神運動性の焦燥または制止，無価値観，易疲労性，集中力の減退などが挙げられる。抑うつ症状と中枢刺激剤の副作用は重複しているため，ADHD，中枢刺激剤による治療，抑うつの症状を区別する際には症状の経過を確認することが最も有効だろう。

中枢刺激剤の副作用は抑うつの症状に似ていることがある

　ADHDと抑うつの併発を確認するために，2週間以上抑うつ気分を経験しているかどうかを注意深くアセスメントする必要がある。Biederman, Faraoneら（1993）は，ADHDの治療を受けている成人の3分の1近く（31％）が大うつ病性障害の基準を満たしていることを示した。また，Faraoneら（1997）は，ADHDの成人の約30％が，子どもの時に抑うつと一致する症状を経験していたことを示した。ADHDと抑うつが併発している人は，どちらかのみを発症している人に比べて交通事故や自殺関連行動が増加する点も注目に値する。したがって，優秀な実践家は常に注意深く自殺念慮，自殺のそぶり，自殺行動の有無を確認するべきである。

　ADHDは物質使用障害の顕著な危険因子であり，薬物やアルコール乱用の発

ADHDの人は物質乱用障害を抱える危険が高く，ADHDではない人に比べてより早くから物質乱用が始まる

症や回復に影響する。ADHDの人はADHDではない人に比べて薬物やアルコールを乱用することが多く，より若い年齢から使用し始める。さらに，ADHDの人はADHDではない人にくらべて物質乱用に発展することが多い。例えば，Biedermanら（1995）は，物質乱用の生涯有病率はADHDの人が52％，ADHDではない人は27％であることを示した。ADHDの症状を治療するために薬物を使用する人もいる。双極性障害や素行障害とADHDが併発すると，特定のタイプのアルコールや薬物乱用になる可能性が最も高く，徐々に物質使用障害の基準を満たすようになる（Wilens et al., 2000a）。ADHDの人はアルコールよりも薬物の乱用になりやすい傾向がある。さらにニコチンとADHDも関連があり，ADHDの青年は通常発達の青年に比べるとより若い年齢からたばこを使用している。Pomerleauら（1995）はADHDの成人はADHDではない成人に比べてニコチン使用のリスクが3倍高いことを指摘した。また，ADHDの人はADHDに関連する症状を持たない人に比べてカフェインやニコチンをより多く消費する可能性がある。

> **ADHDの人は睡眠習慣が乱れていることがある**

ADHDの子ども，青年，成人は，通常発達の人に比べて睡眠の困難を報告することが多い。多くのADHDの人が入眠困難や日中の覚醒に困難を抱えている。ADHDの子どもが常に入眠困難と格闘しており，日中の覚醒状態の維持が困難であることに親が気づいている場合もある。またADHDの人は，十分な睡眠をとっていたとしても覚醒困難を示すことがある。この問題は学校や仕事に遅刻するという形で表面化する。最後に，ADHDの人は日中覚醒していることに困難を抱えることがある。多くの人が長時間座ったり単純作業をしなければならない場合に，起きていることが難しいと報告している。学生であれば，前日十分に睡眠をとっていても授業中に寝てしまう。臨床家は睡眠障害をADHDと誤診したり，ADHDと診断された人にみられる睡眠の問題を見逃すことがあるかもしれない。ADHDのアセスメントをする際には，睡眠習慣，日中の眠気，睡眠困難のパターンと持続性や，睡眠衛生についても質問をする必要がある。

1.7　診断手続き

ADHDの診断はADHDとその他の精神疾患の特定について訓練を受けた専門家が行わなければならない。例えば，臨床心理士，学校心理士，児童精神科医，発達／行動小児科医や行動神経学者などが診断をする。ADHDは広範囲にわたって困難があらわれる障害であり家庭場面，学業場面など多くの領域に影響があるため，多くの専門家は診断や治療の際にチームで取り組む。

> **ADHDは複数の領域に影響する障害であるため，治療と診断の際に精神保健の専門家がチームで取り組む**

専門家が情報を収集する第一歩は，ADHDの状態を引き起こす他の原因を除外することである。例えば，不安や抑うつの症状，両親・祖父母の死や両親の離婚など場面特異的なストレッサー，学業不振を引き起こす学習障害，側頭葉てんかんなど中枢神経系の機能不全に影響する疾患などを除外する。

例として，TannockとBrown（2000）はADHDとLDが併発している可能性がある場合，次のようなアセスメント手続きに従うことを推奨している。

1. 学習障害のリスクを確認するために，子どもの養育歴，家族歴に関する情

報を入手する。
2．複数の教科について学業成績や教師の評価を確認する。
3．神経心理学的アセスメントや心理教育的アセスメントなど推奨されている方法で学習障害のアセスメントをする。
4．抑うつ，不安，自尊感情の低さなど併存診断を検討する。

また Tannock と Brown（2000）は，臨床家は ADHD の患者において複数のタイプの学習障害について定期的にアセスメントするべきであると指摘している。

ADHD の評価では，養育歴と家族歴を調べなくてはならない。この際，本人に対する面接や観察だけではなく，学校や病院における記録や心理学的テストの結果も参考にする。鑑別診断や併存診断の可能性も考慮する。行動上の困難だけではなく聴覚や視覚の問題が存在する可能性があるため，学校や病院の記録は必ず確認する。ADHD の本人に会った後，収集したすべての情報と DSM-IV-TR にある症状と診断基準とを比較する。

クラス，職場，家庭の環境において，ストレスが多く混乱しているかどうかを判断することは重要である。可能であれば，これらの環境のなかで本人を観察するべきである。これらの情報は症状を悪化させるストレッサーに関する情報をもたらし，治療の役に立つかもしれない。さらに本人と同じ年齢の子どもと比較するために，教師や保護者は標準化された行動評価尺度を用いて評定を行う必要がある。

非常に多くの研究が，神経心理学的テストは ADHD の特定ができないことや，中枢刺激剤による薬物療法をはじめとする ADHD の治療に対する反応を予測しないことを指摘している（Brown & Daly, 2009 のレビューを参照のこと）。しかし，神経心理学的テストは学習障害などの併発診断に役立つ要素が含まれているため，学習障害の特定や特別支援教育のカリキュラム決定に役立つことが多い。このような神経心理学的テストは治療に対する反応，特に中枢刺激剤を用いた薬物療法への反応を確認する場合に重要であることが多い。注意を測定する神経心理学的テストには，ゴードン診断システム（Gordon Diagnostic System; Gordon, 1986），注意変動検査（Tests of Variables of Attention: TOVA; Greenberg & Waldman, 1993），コナーズ連続遂行課題（Conners' Continuous Performance; Conners, 1985）がある。言語的ワーキングメモリを測定するアセスメントには，数唱課題（Digit Span Test; 例えば，Wechsler, 1997a），カリフォルニア言語性学習検査（California Verbal Learning Test; Delis et al., 1987），文復唱テスト（Sentence Repetition Tests; Lezak, 1995），子ども用記憶検査（Children's Memory Scale; Cohen, 1997），バブコック物語想起課題（Babcock Story Recall; Babcock, 1930），青年期言語検査（Test of Adolescent Language; Hammill et al., 1994）がある。心的柔軟性やワーキングメモリを測定するテストには，ウィスコンシンカード分類検査（Wisconsin Card Sorting Test; Berg, 1948），ストループ課題（Stroop Color-Word Interference Test; Golden, 1978），レイ複雑図形検査（Rey-Osterreith Complex Figure; Osterreith, 1944），定速聴覚連続付加検査（Paced Auditory Serial Addition Test; Gronwall, 1977）がある。これらのテストのうちいくつかは第 3 章で詳細を述べる。

学習障害が疑われる場合は，知能検査や学力の検査を実施するべきである。繰

知能検査や学力の検査は学習障害の併発を特定するのに役立つ

り返すが，心理学的テストは ADHD を特定する感度と特異度があるわけではない。むしろ，特異的学習障害，知的障害などの発達の偏りや，ADHD の症状のうち不注意を特定するのに有効である。複数の情報提供者からあらゆる情報を収集することが，正確な ADHD の診断には重要である。

要 約

ADHD は認知と行動に影響を及ぼす障害であり，不注意と多動性の両方，またはいずれか一方がみられる障害である。気分障害，不安障害，学習障害，素行障害や反抗挑戦性障害などと併発することが多い。ADHD は集中や記憶に関する困難など他の障害と重複する特徴を持っている。ADHD の発症の仕方は子どもと成人で異なっており，成人は障害を目立たなくするための方略を身につけていることがある。ADHD の診断には DSM-IV で明確にされている診断基準に注意を払う必要がある。しかし，これらの診断基準はもともと子どもを対象としており，成人では ADHD の症状が違う形であらわれることを臨床家は考慮するべきである。

訳注1）DSM-IV-TR については，高橋三郎・大野裕・染谷俊幸（2011）DSM-IV-TR 精神疾患の診断・統計マニュアル新訂版．医学書院．より引用．
訳注2）ICD-10 については，融道男・中根允文・小見山実・岡崎祐士・大久保善朗（2005）ICD-10 精神および行動の障害―臨床記述と診断ガイドライン新訂版．医学書院．より引用．

2 ADHDの理論とモデル

心理学者は，ADHDの特徴や経過に関して広範囲にわたる理論的な視点を提示してきた。ADHDについてさまざまな研究が行われているが，病因論に関するデータは十分に蓄積されていない。ADHDは多様な形で発症すると考えられているため，ADHDに影響する要因のすべてを検討するのは難しい。ADHDの発症は遺伝要因であると考える人もいれば，特定の環境要因がADHDの発症に影響しているようにもみえるという人もいる。以下に述べる通り，ADHDは遺伝と環境の相互作用によって発症すると考えられる。

かつて心理学者はADHDは子どもにしかみられないと考えており，大人になればADHDの問題はほとんどなくなると一般にも信じられていた。しかし近年の研究で，ADHDの人の多くは成長してもADHDの症状を抱え続けることが指摘されている（例えば，Mannuzza et al., 1993）。実際，ADHDの子どもを対象として青年期もしくは成人期まで追跡した前向き縦断研究では，青年期もしくは成人期の予後が悪いことが明確に示されている。Achenbachら（1995）は，多動性や衝動性に比べて注意の問題は成人期になっても残りやすいこと，注意の問題が適応の問題を引き起こすことを示した。Whitman（2000）は，子どもの時に診断を受けたADHDの成人もいれば，子どもの頃から症状があったものの診断や治療は成人になってからという人もいることを指摘している。ADHDの概念が成人期にまで広がってきたが，病因論は子どもと変わらないと考えられている。つまり，ADHDの子どもも成人も同じ障害を抱えており，この障害は子どもの時期から成人期まで続くものである。したがって，以下に述べる病因論は子どもの時期にも成人期にも関係するものである。

> ADHDの病因論に関するデータは不十分である

> ADHDの子どものほとんどは青年や成人になっても症状を抱え続ける

2.1　ADHDの生物学的要因

2.1.1　遺伝的要因

近年，ADHDの遺伝的要因を特定する研究が行われている。分子遺伝学的研究や双生児と養子の研究によって，遺伝がADHDの素因になっていることが示唆されている。Faraone（2004）は，まだ特定はされていないものの複数の遺伝子による複合的な影響がADHDの発症に影響しているという仮説を提唱している。ADHDの人の遺伝学的親族は，遺伝学的親族ではない人に比べるとADHDである可能性が高い。さらにADHDの人の遺伝学的親族は，精神科の臨床群や一般の人々に比べてADHDの症状を示しやすい（Cook, 2000）。分子遺伝学者は，ノルエピネフリン受容体に関する遺伝的リスクを検討した研究が少ないため，ドーパミンシステムの遺伝子がADHDの発症に関わる遺伝子の候補と考えられること

> ADHDには遺伝的素因があると考えられる

を指摘している（Hudziak, 2000）。Barkley（1998b）は，神経学的および遺伝的要因は ADHD の主な決定因子と考えられるが，これまで行われているほとんどの研究は因果関係を実証したものではないことに注意する必要があると述べている。

　Barkley（1998b）は，ADHD の遺伝率が大きいことを示すエビデンスを提示した。しかし，遺伝率は必ずしも遺伝的伝達の存在を示すものではない。Barkley は二卵性双生児よりも一卵性双生児の間で一致率が高いことを示す研究をレビューした。これらの研究のいくつかは評定者のバイアスによる影響を受けていることに注意する必要がある。例えば，親は一卵性双生児をより似ていると認識し，それに応じて子どもの ADHD 症状を評価するかもしれない。いくつかの研究のデータには性のバイアス，評定者のバイアス，発達のバイアスの存在があり，これらが ADHD の遺伝的要因と混同していることが示されている（Hudziak, 2000）。さらに，近年使用されている DSM-Ⅳ-TR のカテゴリー診断システムは，障害の有無を判断するにすぎない。米国精神医学会が学術用語を分類するアプローチを採用しているのに対して，ADHD についての双生児研究は不注意や多動性の症状を把握するために量的アプローチを適用している。研究者は ADHD と特異的に関係している遺伝子を特定しておらず，必ずしも遺伝伝達の形態について見解が一致しているわけでもない。他にも ADHD とその合併障害についての病因論を説明するために，分子遺伝学を適用した研究の試みが行われている。

　必ずしも明確な ADHD の遺伝子型が存在するわけではなく，ADHD の遺伝のメカニズムは解明されていないが，ADHD が家族性に伝達することは明らかである。いくつかのタイプの遺伝的傾向の人には特定の薬物療法が有効で，他の人には有効でないということを示していく薬理遺伝学に関連した新しい研究が始まっている。このように，遺伝学は ADHD の研究において今後期待できる領域である。

2.1.2　神経学的要因

　ADHD の人とそうではない人との間に神経生理学上の違いが見られる可能性がある。脳波研究によって，ADHD の神経解剖学的要因に関する知見が示されてきた（Loo & Barkley, 2005）。Taylor（1999）は，今後の研究に対する重要なガイドラインを示したため，それによって神経解剖学的要因や ADHD の予測因子への理解が進むことになるだろう。

　ADHD を評価する神経心理学的テストを用いた研究は，言語の流暢性，固執，運動の手順，プランニング，ワーキングメモリと関連する前頭葉において機能が低下していることを長年指摘してきた。他の研究は，前頭前野とその神経回路の脳血流が低下していることを指摘している（Barkley, 1998b）。さらに，ADHD と関連する神経伝達物質を示し，ドーパミン機能の異常を主張した研究もある。ドーパミンは注意のプロセスに影響し，シナプスにおいてドーパミンの伝達と類似した働きをする薬物療法は，ADHD の症状を緩和するのに効果がある（Brown, 2000）。

　ADHD の神経学的要因を最も強力に主張しているのは，核磁気共鳴画像法（MRI）を使用した研究である。特に，ADHD と対照群の児童および青年を比較

MRI 研究は ADHD の神経学的要因を支持している

すると，脳の各部位で違いがあることが示されてきた（Giedd et al., 2001; Hynd et al., 1990; Hynd et al., 1991; Hynd et al., 1993; Semrud-Clikeman et al., 1994; Zametkin & Papoport, 1986）。特に，ADHDの子どもや読み障害を持つADHDの子どもは，対照群の子どもに比べて右脳半球の側頭平面が小さいことが示されている。しかし，読み障害のみの子どもは左の側頭平面が小さかった（Hynd, et al., 1990）。同じ研究グループが，脳半球間の情報伝達を補助する脳梁について検討しているが，この研究の結果から，ADHDの子どもは他のグループの子どもに比べて脳梁が小さいことが明らかとなった（Hynd et al., 1991）。しかし，この研究の追試を行った研究では，ADHDの子どもと比較統制群の子どもの間に一貫した違いがみられなかった（Semrud-Clikeman et al., 1994）。

　他にもADHDの子どもは通常発達の子どもに比べると，右前頭葉前部，尾状核，尾状核頭，淡蒼球が小さいことを示した研究がある（Castellanos et al., 1994; Castellanos et al., 1996）。さらに重要なことに，脳の特定の部位の大きさ（例えば，大脳基底核や右前頭葉の構造）は，ADHDの子どもにおいて一貫して見られる注意や抑制の障害の程度と関連していることを示す研究もいくつかある（Semrud-Clikeman et al., 2000）。さらに興味深いのは，Castellanosら（1996）が示したADHDの子どもの小脳の容積が小さいという知見である。Barkley（2006）が指摘してきたように，これらのデータは小脳が実行機能の働きにおいて主要な役割を果たしているという考えと一致しており，ADHDの子どもと通常発達の子どもを識別するもう1つの指標となるだろう。

　さらに最近，高度な技術開発によって，心理学的テストを実施している間に生じるさまざまな脳の部位の機能的活動を特定できるようになった。これらの知見は特に，ADHDの子どもは通常発達の子どもに比べて，注意や抑制と関連した課題を実施している間に見られる活性が十分に見られないことを示した点が興味深い（レビューはBarkley, 2006を参照）。神経画像技術の使用は標準的なアセスメントバッテリーには含まれていないが，ADHDの子どもや青年に見られることが一貫して示されてきた認知的，行動的障害に脳の機能不全が関係していることを示すことができる点で重要である（Barkley, 2006）。

2.1.3　認知的要因

　ADHDの子どもは実行機能の不全を示すことから，研究者はADHDと実行機能の関係を指摘してきた（例えば，Geurts et al., 2005; Nigg, 2001）。実行機能という専門用語は，ほかの神経学的機能を統合し，焦点化し，活性化し，優先順位をつける脳の制御プロセスを示している。人間が発達すると実行機能の必要性が高まり，発達が続いていけば実行機能はより複雑で重要なものとなる。神経学者は実行機能のなかで最も重要な要素として，集中の維持，文脈，即時的な情報に必要な処理を含むワーキングメモリに注目してきた（Brown, 2000）。Barkleyら（1992）は，ADHDの子どもは抑制制御と注意の持続が必要なストループ課題（Golden, 1978）の成績が悪いことを示した。実行機能の障害の程度がさまざまな危険因子や病因論を示しているかもしれない（Tannock & Brown, 2000）過去数年

ADHDの子どもは実行機能の不全を示す

ADHDの人は抑制と制御に困難がある

間に，さまざまなADHDの理論的モデルが提唱されてきた。例えば，随意的抑制とモラルによる行動の制御の不全に関する概念（Still, 1902），注意，抑制，覚醒の欠如と即時的報酬への好みについての理論（Douglas, 1983），強化やルール支配行動に対する感受性の欠如（Barkley, 1989）などがある。Barkley（レビューは Barkley, 2006 を参照のこと）は，ADHDに関連する多くの症状を概念化したモデルを提唱し，ADHDに関連するさまざまな症状に注意や努力を持続することの困難を加えた。

Barkley（2006）のモデルの中心となるのは，行動抑制という概念である。Barkleyによると，ADHDの子どもは出来事に対してより大きな感情表現をし，特定の出来事に対する反応の選択が客観的ではなく，社会的視点の取得ができていないため，他者の視点を考慮するために必要となる十分な時間をとることなく反応をしてしまい，最終的に目標志向行動へと向かうためのやる気や動機を出す能力が損なわれてしまう。BarkleyによるとADHDの子どもはADHDではない子どもに比べて環境の随伴性に依存する傾向が強く，感情の制御に問題を持っていることが多い。

Barkleyのモデルのなかで言及されているもう1つの概念は，非言語的ワーキングメモリの障害である。ワーキングメモリとは，視覚的イメージと内在化した言語を使って特定の出来事の心的表象を覚えておく能力のことである。ADHDの人は，重要な時に何をするのかを忘れてしまう，時間に関する管理や行動が苦手，先を見越さないために将来起こることを予想して行動することが苦手というかたちで非言語的ワーキングメモリの障害が表面化する。子どもは徐々に観察可能な言語から自己に向けられた内省的な言語に移行していくため，内言化は通常発達の重要な指標となる。Barkley（2006）は，ADHDの人は内言化が遅れるため，人前で話すことが多く，行動に移す前の言語による内省が少なく，話を整理したりルールに従って話したりすることが少なく，最も深刻なこととして他の人からのルールや指示に従って自分の行動をコントロールする能力が欠如していると主張している。

ADHDの子どもは内言化が遅れる

Barkley（2006）によると，ADHDの子どもは感情に対する反応に大きな困難を抱えることがある。したがって，ADHDの人は出来事に反応する際により大きく感情を表現したり，出来事に対する反応を選択する際に客観性が不足していたり，他者の視点に立ったり自分のニーズを考慮に入れたりすることができないために社会的視点取得が不足していたり，動機づけの不足が目標志向行動の低減につながる。

Barkleyのモデルでは，内在化した遊びや再構成の欠如も提唱されている。Barkley（2006）は，特にADHDの子どもは出来事に対する言語的，非言語的な反応を分析したり統合したりする能力が限られていることを提案している。したがって，ADHDの子どもは視覚的にイメージすることや特定の目標に向けて行動する際に選択肢を考えだすことが難しい。Barkleyは，ADHDの子どもが重要な問題を解決するために，いくつかの話をまとめたり，視覚的イメージを保持したりする時にこれらの困難が現れることを指摘している。最後に，Barkleyは行動抑制の欠如は，脳の運動システムや出力システムが原因となっており，それが協調運動や目標志向行動を継続して実行することの困難となってあらわれると指摘

してきた。

　Barkleyのモデルは ADHD に関連するさまざまな症状を1つの症候群にまとめてきた。このモデルは，症状が ADHD の人の機能的行動を妨げると考えている点が重要である。特に，動機づけ，自律，適応行動に関係する問題を理解する時に役立つ。このモデルのさまざまな要素を検証するためにさらに研究が必要であるが，ADHD に関連するさまざまな症状がどのように1つの障害を構成しているのか，さらに重要なことには，それぞれの症状がどのようにお互いが関連しあって1つの障害を構成しているのかを理解するのに役立つ。

> Barkley のモデルは ADHD を系統的に理解するのに役立つ

2.2　ADHD の周産期における要因

　ADHD の発症に関連する周産期の催奇形物質がいくつかあることが明らかとなってきた。これらのなかには，妊娠中の母親のアルコール摂取やニコチン摂取，出生時低体重などがある。例えば，Knopikら（2005）は，妊娠中の母親のアルコール摂取と ADHD の発症に関連があることを示した。胎児性アルコール症候群（fetal alcohol syndrome: FAS）や胎児性アルコール効果（fetal alcohol effect: FAE）は，ADHD 症状が出現する可能性を高める（Nanson & Hiscock, 1990）。Thaparら（2003）は5歳から16歳の双子を対象とした研究を行い，交絡要因と考えられる社会的地位や出生時体重をコントロールしても，妊娠中にたばこを使用した母親は ADHD の子どもを持つ可能性がより高くなることを明らかにした。

> アルコールとニコチンの使用は ADHD の発症に関連している

　いくつかの研究が出生時低体重と ADHD の発症に関連があることを実証している（例えば，Breslau et al., 1996; Knopik et al., 2005）。Whitakerら（1997）による研究のデータによると，頭部の超音波検査の異常があると，6歳時点で ADHD を発症するリスクが高くなることが示されている。Mickら（2002）は252名の ADHD の子どもと231名のコントロール群の子どもを対象とした研究で，ADHD の子どもは対照群の子どもに比べて低体重出生が3倍多いことを明らかにした。この研究では，出産前のニコチンやアルコール暴露，親の ADHD や併存する行動障害などの変数はコントロールされていた。しかし，このような出産時低体重と ADHD の関連については必ずしも一貫した結果が得られていない（例えば，St. Sauver et al., 2004）。

> ADHD の人の多くは低体重出生である

2.3　ADHD の心理学的要因

　多くの環境要因が ADHD の表現型に影響している。これらの要因は必ずしも ADHD を引き起こすわけではないが，遺伝素因と関連したり，遺伝素因を増幅させたりするかもしれない。環境要因として愛着障害，家族内葛藤の程度，養育者の思いやりやサポート，養育者の学業成績，養育者の薬物乱用，虐待による子どものトラウマなどがある。St. Sauverら（2004）は，親の教育レベルと ADHD のリスクには負の相関関係が見られることを明らかにした。愛着の観点から ADHD をとらえた研究もある（例えば，Stiefel, 1997）。Erdman（1998）は親子の愛着パ

> 環境要因は ADHD の遺伝素因を増幅させる

ターンが ADHD に影響していると示唆した。Kreppner ら（2001）は，不注意と多動性は不安定な愛着スタイルと関連していることを示した。もちろん，ADHD が保護者との不安定な愛着の形成に寄与していることも考えられる。

家族の機能不全が ADHD の発症に影響していることを示した研究もいくつかある。Knopik ら（2005）は，母親と父親のアルコール依存はどちらも子どもが ADHD の診断を受ける可能性が高くなることを指摘した。親-子葛藤があると児童期に ADHD を含む併存疾患を抱えることが多くなる（Burt et al., 2003）。Counts ら（2005）は，親と教師が評価した不注意と多動性は子どもが知覚している夫婦間不和と独立して関連がみられた。Jester ら（2005）は，親がアルコール依存症の 335 名の子どもを対象として縦断的研究を行い，知的刺激や情緒的サポートの少なさが不注意や多動性に関連する問題を予測することを示した。

虐待の後遺症も ADHD の発症を引き起こす可能性がある。Ford ら（2000）は，精神科外来で継続的に診察を受けている 165 名の子どものデータを検討し，ADHD は身体的虐待や性的虐待と関連があることを明らかにした。子どもは意識から苦痛となる情報を引き離すために分割的注意を使用することも示されている（Becker-Blease et al., 2004）。これは初期には適応的な対処メカニズムとして作用するが，次第に注意の問題が生じやすくなる。

心理的疾患の併発は児童虐待によって引き起こされることがある

子どもの時期に受けた虐待による抑うつや不安などの心理的疾患の併発も，注意のプロセスに影響する。また，ADHD の子どもや青年は虐待を受ける危険が高いことも指摘しておかなければならない。例えば，社交的でリスクを厭わない衝動的な子どもは，大人からリスクの高い場面に誘惑される機会が多くなる傾向がある。

2.4　生物学的要因と心理学的要因の相互作用

遺伝学的要因，環境要因，神経学的要因が組み合わさって ADHD が発症するというのが一般的な考え方であり，特に横断的研究から因果関係を推測するのは難しい。例えば，家族の問題と ADHD の関連は双方向だと考えられる（Kaplan et al., 1998）。Tully ら（2004）は，低体重出生の ADHD に対する影響は母親の思いやりが緩衝要因になることを指摘した。ADHD と関連もしくは原因となっている危険因子の影響を環境要因が軽減していることを示した点でこの知見は重要である。同様に，Breslau ら（1996）は低体重出生と ADHD との関連は，ミシガン州南東の郊外に住んでいる人よりも都市に住んでいる人に顕著に見られることを明らかにした。Arnsten（1999）は，ストレスが前頭前野の神経化学に影響するプロセスについて特に有益な説明をしている。前頭前野はプランニングや思考，子どもが自分の行動に対して統制力を発揮することができるコントロールと関連している。Rickel と Becker-Lausen（1997）は，養育的対制限的しつけ，その他の環境要因が ADHD を含む行動に影響する相互関係を視覚的に示した。Rickel と Becker-Lausen によるこのモデルは，さまざまな環境要因が子どもに影響するプロセスを示した点で重要である。

要約

　ADHDの人と対照群の人の生物学的差異はADHDの遺伝的要因として理解してきた研究者もいる。しかし、環境要因が神経発生とそれに伴う成長のプロセスに影響していることを示唆する確固たるデータが存在している。例えば、Rietveldら（2004）は双生児の母親にそれぞれの子どもの行動チェックリスト（Child Behavior Checklist: CBCL）に回答してもらい、ADHD症状の遺伝性を示し、遺伝的病因論を支持した。しかし、母親の主観的評価や共通した環境の要因がどの程度この結果に影響したのかを判断するのは難しい。他の研究では、親戚間でADHDの特徴を共有していれば遺伝が要因であると結論を出していたが、これらの共通性は環境要因によるものとも考えられる。これらの研究はADHDの発症プロセスが非常に複雑で多様であることを示している。遺伝要因と環境要因を同時に検討している研究が多いことは好ましい。なぜなら、このアプローチはADHDの発症プロセスを最もよく説明できるからである。

3 診断と治療方針の決定

　患者はさまざまな理由でADHDの評価を受けることになる。親や教師が子どもの学業成績を心配していることが非常に多い。したがって，小学校1年生の時にADHDの評価を受ける場合が多いのは驚くべきことではない。学業困難を理由として専門機関に紹介されてくる場合，紹介された理由から障害がADHDの影響によるものなのか，それとも他の特異的学習障害や認知の障害によるものなのかを判断することは通常困難である（Denckla, 2000）。成人の場合は，自分の子どもがADHDの診断を受けた後，自分も子どもと同じような困難を経験してきたと気がついた場合にADHDの評価を受けようとすることがよくある。ADHDの成人は，頻繁に転職し，仕事を完成させることに問題を抱えており，ADHDではない人に比べて自主的に仕事をするのが難しい（Weiss & Hechtman, 1986）。専門機関に紹介されてくる場合，子どもや成人がADHDなのか，ディスレキシアや学習障害なのか，複数の診断がつくのかどうか判断してほしいという依頼が多い。臨床家にとって最も困難な仕事は，複数の障害があると考えられる場合に，特定の診断をすることや併存障害を特定することである。ADHDとその他の障害が併存している患者の多くは，ADHDしか抱えていないと信じている人から紹介されることが多い。

ADHDのほとんどは小学生で診断される

　ADHDの評価を実施する場合，どんな人でも認知的に得意な面と苦手な面があることを説明することが有効である。ADHDが発症する平均年齢は4歳から5歳であるが，子どもの場合は小学生になって学業成績や社会的機能の問題が表面化するまでADHDと診断されないことが多い（Shepard et al., 2000）。小学校に入ると自習課題が課せられるようになるため，注意の問題を持つ子どもは学業の困難に直面する。幼稚園や保育園に通っている子どもの場合には，教師が子どもの社会的視点獲得や感情制御などの認知的スキルの欠如に気がつき，より早く専門機関に紹介されることもある。幼稚園や保育園の間にADHDが特定された場合，症状がより重度で併発障害がある可能性が高い。ADHDの症状である不注意や衝動性があると適切な情緒的相互作用の妨げになる。幼稚園や保育園では，他の環境では必要ない認知的な注意のスキルが求められることがある。

　アセスメントは周到に準備する必要がある。ADHDの人は自分が抱えている困難に気づいていないことが多い。また，自分の行動が普通ではないと考えることができなかったり，症状を誇張してしまうこともある。臨床家が複数の関係者と面接をすると話が一致しないことが多く，思い込みで情報を提供されることもある。これらの問題は評価を実施する臨床家が考慮するべき点である。さらに，鑑別診断や併存障害を特定するための綿密なアセスメントも必要である。早期に診断をすることで効果的な介入を可能にするが，情緒的機能の問題，不安，抑うつや児童虐待を見逃している可能性もある。

3.1 アセスメントの手続き

　ADHDのアセスメントには，次のようなものがある。面接，さまざまな場面におけるADHDに関連する行動について把握するための複数の情報提供者の回答による評定尺度やチェックリスト，併存する精神疾患の評価，子どもの頃の行動や服薬，神経心理学的テストである。神経心理学的テストはADHDを特定するものではないが，特異的学習障害などの併存障害を特定するのに有効である。アセスメント手続きは対象者の年齢に応じてバッテリーを構成し，診断手続きは最終的にはDSM-Ⅳ-TRの基準を満たすかどうかのアセスメントを実施しなければならない。

　臨床家は典型的な注意の発達，感情制御，年齢相応の行動を知っておく必要がある。幼児期のADHDをアセスメントする測度は不足しているが，多くの行動評定尺度が幼児の心理測定データとして利用できる。したがって，臨床家はクライエントの行動と子どもの年齢相応な行動を比較する能力が求められる。幼児が対象の場合，幼稚園の教室など構造化された場面における自然観察，標準化された面接，および／または自己評定の質問紙，心理テストを診断に利用することもあるかもしれない（Shepard et al., 2000）。親子の相互作用の質や家族の関係を調べることは特に重要である。ADHDの特徴，ADHDに対するマネジメントやサポートについて親に心理教育することも重要である。もう少し年長の子どもを対象に評価を行う場合，面接では子どもと親の両方と話をするべきである。ADHDの成人をアセスメントする場合は，配偶者や親などクライエントのことをよく知っている人に話を聞くとよい。成人のADHDの診断をする際には，子どもの頃の障害に関する情報と，可能であればそれを証明する書類が必要となる。ADHDの診断にはADHDの自然経過が重要であることは言うまでもない。青年期や成人期にADHDの診断をする場合，障害が子どもの頃から存在していなければならない。

　ADHDの診断をするにあたって，臨床家は複数の情報を慎重に考慮する必要がある。面接はADHDの診断をする際に，予後と重症度を判断するのに最も重要な方法となる。心理テストは学習の問題が併発しているのか，どれくらい深刻かについて付加的で重要な情報をもたらす。さらに，子どもが最も力を発揮できる構造化された場面において，どれくらい学業達成できるのかを知っておくことも重要である。ADHDの子どもや青年は，テストで困難を経験することが多いが，それは単にテストが集団場面で実施されるためであることが多い。このように，ADHDの子どもは注意の問題があるため，テストが実施される場面や状況によって良い成績をとれないこともある。チェックリストや構造化面接も重要な情報源となる。客観的なテストは他の情報源よりもバイアスによる影響が少ないため有効である。家族や教師は，正常という概念について独自の期待や考えがあるだろう。例えば，家族関係の問題は障害の認識に影響する可能性がある。

　親が報告した問題を子どもが否定するというケースもある。また，障害というよりもむしろ親の要求水準が高すぎて要求にこたえられない子どもの評価を求められることもある。診断をするのに十分な測度は存在せず，複数の側面からアセスメントするのが最も有効であることを認識することが重要である（Quinlan,

> ADHDの診断には年齢相応の行動についての知識が必要である

> 親と子どもはADHDの症状について異なる見方をしていることがある

2000)。例えば，家庭や学校における行動をアセスメントするのに評価尺度を使用し，親や教師に構造化面接をすることで複数の場面における症状のアセスメントをし，子どもや青年が困難を経験する構造化された場面で直接観察をする。

　神経心理学的テストや学業テストを実施する前に，クライエントが中枢刺激剤による薬物療法を受けているか，直前にカフェインを摂取していないかを確認することが重要である。通常はテストの日は中枢刺激剤を服用しないようにクライエントに依頼する。違法薬物を使用しているかもしれないクライエントに対しては，ADHD を正確に診断するためには 1 カ月薬物を使用しない方がいいと伝えるようにする（Wilens et al., 2000b）。実行機能を正確に測定するために，アセスメントの日は過度の量のカフェインを摂取しないように知らせておかなければならない。初めてテストを実施する日は中枢刺激剤を服用していない状態で行い，次に，中枢刺激剤を服用している日に同じテストを繰り返すことがある。この手続きは二重盲検法ではないが，構造化された課題に対する薬物の効果を客観的にアセスメントすることができる。

3.2　アセスメント方法の詳細

　Quinlan（2000）は，アセスメントの方法をチェックリスト，構造化面接，認知機能についての心理測定テスト，ADHD の関連要因を測定する測度の 4 つのカテゴリーに分けた。前にも述べたとおり，1 つの測度で正確な診断をすることはできないため，アセスメントを組み合わせて実施することが ADHD の診断をする際に最も妥当性の高い方法であることが示されている。

　Brown（1996）は，2 つの ADHD の診断フォームを作成した。1 つは青年が対象で，もう 1 つは成人が対象である。このフォームには面接，評価尺度，併存疾患の評価，クライエントへのフィードバックが含まれており，臨床家が ADHD のアセスメントをするのに役立つ。Barkley（1998a）は，成人の ADHD をアセスメントするためにクライエントのこれまでの発達，社会的機能，健康，職業をたずねる 4 ページの自己評価の質問紙を作成した。

　コンピュータ化された連続遂行課題（continuous performance tasks: CPTs）は，ADHD のアセスメントとしてかなり普及してきた。これらの課題では，コンピュータの画面を見ながら文字や数字の刺激に対してボタンを押して反応する。この課題は注意や努力の維持能力と対象者の反応時間を測定する。誤反応だけでなく無反応も測定できる。ADHD の人は刺激に対して反応を示さないなど刺激に対する感度が低い（Shepard et al., 2000）。誤反応は衝動性を反映していると考えられている。Losier ら（1996）は，26 の ADHD の研究をメタ分析し，ADHD の子どもは ADHD ではない子どもに比べて無反応と誤反応の数が多いことを報告した。

　コナーズ連続遂行課題（CPT; Conners, 1985）は，14 分間実施する検査であり，連続して文字が提示され，ターゲットとなる文字が約 6 文字につき 1 文字ちりばめられている。刺激の提示率は検査のなかで変化し，さまざまな提示率における対象者の情報処理能力を把握する。この検査は反応時間，反応の変動性，無反応，

誤反応についての得点を算出できる。

　注意変動検査（TOVA, Greenberg & Waldman, 1993）も，コンピュータを用いて注意を測定するテストでありよく使用されている。このテストでは刺激がさまざまな時間間隔で提示される。対象者はターゲットではない文字のなかに断続的にあらわれるターゲットの文字に反応することが求められる。TOVAでは，正反応の反応時間，無反応，誤反応，予期反応の得点が産出される。

　次に述べるステップは青年と成人のアセスメント手続きである。ADHDであると考えられる本人との臨床面接から始まる。面接ではいくつかの要素を含んでいるべきである。

1. 問題の概要，いつ問題が生じどのように変遷したか，紹介元，養育歴，病歴，学業成績，社会的機能の変遷，ADHDに関連する困難をカバーするための行動。
2. 症状がどのように学校，職場，余暇活動や対人関係に影響しているか。
3. 親や重要な他者と面接をし，症状とその影響についての考え，ADHDと考えられる対象者の養育歴，病歴，学業成績，社会的機能の変遷を確認する。
4. 知的障害と発達障害があるかどうかを含めて，DSM第Ⅱ軸を確認するための心理学的評価。
5. ミネソタ多面人格目録-2（MMPI-2），症状チェックリスト-90改訂版（Derogatis, 1975），ベック抑うつ質問票（BDI; Beck, 1990），ベック不安尺度（BAI; Beck Anxiety Inventory, Beck, Steer, & Brown, 1996），バークレー面接にある自己評価のADHDチェックリスト（Barkley, 1998a），ブラウンADD尺度（Brown, 1996）など全般的な心理学的症状を測定する自己評価尺度。
6. バークレー面接やブラウンADD尺度などクライエントがDSM-ⅣのADHDの基準を満たすかどうかを評価する心理学的半構造化面接（Barkley, 1998a; Brown, 1996）。
7. WAIS-Ⅲ成人知能検査（Wechsler, 1997），ウェクスラー記憶検査，読みや算数のスキル，コナーズ連続遂行課題や注意変動検査（TOVA）など連続遂行課題といった認知的機能，神経心理学的機能，学業機能のアセスメント。

3.3　方針決定の手続き

　臨床家はアセスメントで収集したすべての情報を評価し，クライエントがADHDの診断基準を満たしているという結果が一貫して示されているかどうかを確認しなければならない。重要なのは，症状が複数の場面にわたり（例えば，家庭と学校両方でみられる），すべての場面でその症状が確認される（例えば家と学校）ということである。神経心理学的テストの評価には，知能テストと神経心理学的機能をアセスメントするために作成されたテストの成績を比較することも含まれる。前述のとおり，神経心理学的なテストバッテリーが注意の問題を特定できない場合でも，必ずしもADHDの可能性が除外されるわけではない。アセ

臨床家は複数の情報源からの情報を解釈し診断をする必要がある

スメントの場面は，検査結果を評価するために対象者が個別に注目されるという点で自然な日常場面ではないため，注意の問題がそのような場面で現れないということは頻繁にある。その結果として，注意の問題を特定する際に偽陰性が頻繁に生じる。しかし，心理学的評価は併発障害やADHDの症状を増幅させる情緒的ストレッサーを特定するのに役立つ。最後に，1つか2つ症状が足りずにADHDの基準を満たさない人もいるかもしれない。「閾値下」（すなわち，1つか2つ症状が足りないという状況で，子どもは診断基準を満たさないとみなすこと）のADHDは診断基準を満たしていないにも関わらず，治療が必要であるため臨床家をジレンマに陥れる。

3.4 治療の検討

ADHDと診断された人に対して継続的なケアを実施できるようにすることが重要である

ADHDと診断されたら，継続的なケアが実施できるようにさまざまな機関と連携をとることが治療の主要な目標となる。第1のステップは，学校，職場，家庭におけるクライエントのニーズを伝えることのできる適切なセラピストを決めることである。セラピストは薬物療法が必要な場合に処方ができる内科医や精神科医と連携するとよい。

ADHDの人は，学習の問題，気分障害，不安障害，外傷後ストレス障害，強迫性障害，素行障害などの併存疾患のために紹介されてくることも多い。ADHDと学習障害が併存している場合は学業上の配慮が必要となる。例えば，代替クラス，学習スキルや環境を構造化する援助，テスト時間の延長などがある。異なる形の配慮やサービスが必要となることもあり，特別支援学級やリソースクラス（例えば，特定の教科のみ特別支援教育を行う）などが含まれる。クライエントが物質を乱用している場合は，医学的治療と心理療法が必要な嗜癖の問題にすぐに取り組むことが重要である。

ADHDと併存疾患について評価した後，臨床家は介入計画を作成しなければならない。ほとんどの子どものADHDのケースで，臨床家は生徒，教師，親と協力して個別の教育支援計画（IEP）を作成する。薬物療法を補うものとして心理社会的介入が推奨されることが非常に多いが，精神保健機関に行く子どもや青年が少ないために，精神薬理学的治療だけを受けているADHDの人も多い

心理教育は介入を成功させるための重要な要素であり，クライエントや親や家族はADHDの人を支援する最も効果的な方法を身につける必要がある。介入には多様性や相互作用を増やしたクラス，テストやレポートのための時間の延長，個別指導，ノートをとる技術や学習スキルに関する教示などが含まれる。

3. 診断と治療方針の決定

要 約

クライエントやその家族とポジティブなラポールと連携を強める関係を形成することが重要である。臨床家とクライエントは両方ともエビデンスに基づく介入を採用しなければならないが，個人個人は独自の特徴を持ち，介入に対する反応はさまざまであることも考慮しておく必要がある。コンプライアンスを促進し治療の効果を最大にするために，すべての介入は慎重にチェックしながら進める必要がある。

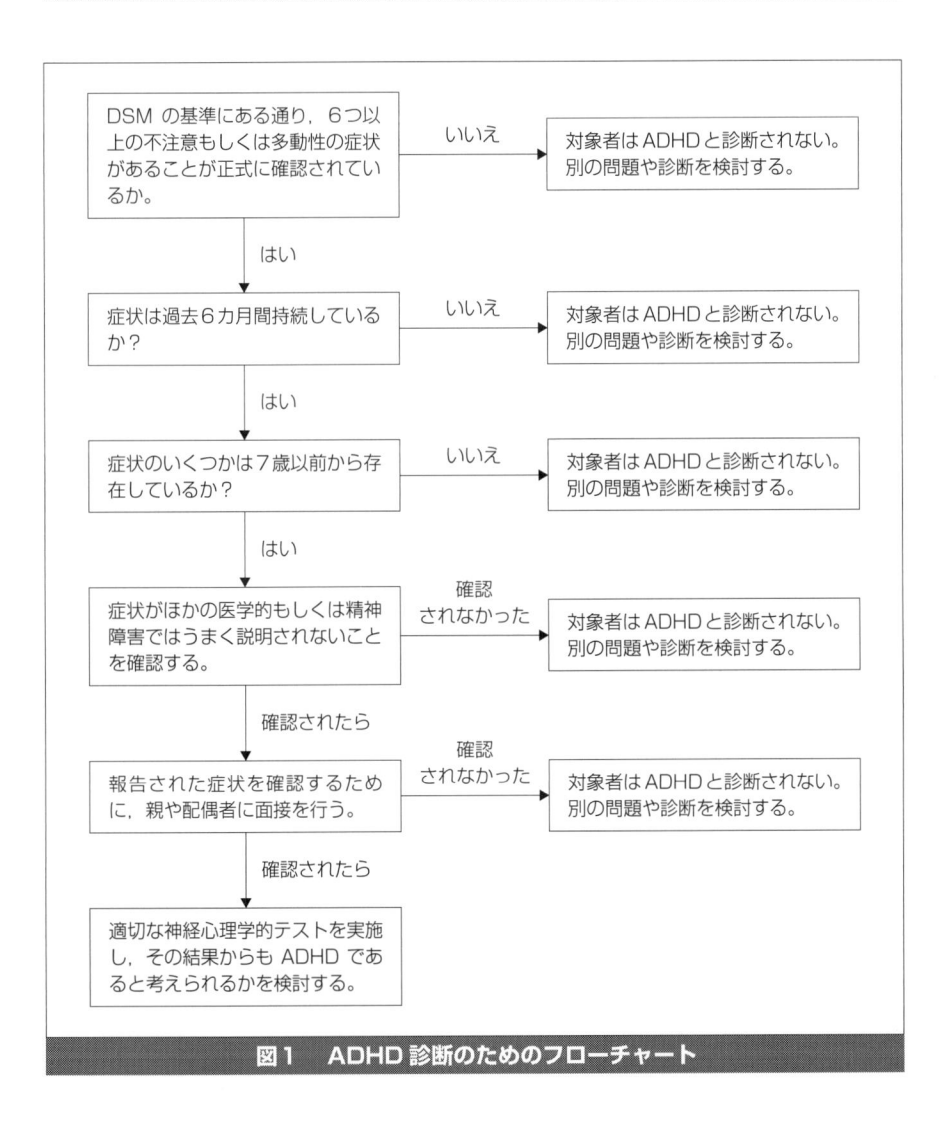

```
┌─────────────────────────┐
│ DSM の基準にある通り，6つ以 │  いいえ   ┌──────────────────────┐
│ 上の不注意もしくは多動性の症状├──────→│ 対象者はADHDと診断されない。│
│ があることが正式に確認されて │          │ 別の問題や診断を検討する。 │
│ いるか。                 │          └──────────────────────┘
└──────────┬──────────────┘
       はい │
┌──────────┴──────────────┐
│ 症状は過去6カ月間持続している│  いいえ   ┌──────────────────────┐
│ か？                    ├──────→│ 対象者はADHDと診断されない。│
│                        │          │ 別の問題や診断を検討する。 │
└──────────┬──────────────┘          └──────────────────────┘
       はい │
┌──────────┴──────────────┐
│ 症状のいくつかは7歳以前から存│  いいえ   ┌──────────────────────┐
│ 在しているか？            ├──────→│ 対象者はADHDと診断されない。│
│                        │          │ 別の問題や診断を検討する。 │
└──────────┬──────────────┘          └──────────────────────┘
       はい │
┌──────────┴──────────────┐      確認
│ 症状がほかの医学的もしくは精神│ されなかった ┌──────────────────────┐
│ 障害ではうまく説明されないこと├──────→│ 対象者はADHDと診断されない。│
│ を確認する。              │          │ 別の問題や診断を検討する。 │
└──────────┬──────────────┘          └──────────────────────┘
    確認されたら│
┌──────────┴──────────────┐      確認
│ 報告された症状を確認するため │ されなかった ┌──────────────────────┐
│ に，親や配偶者に面接を行う。 ├──────→│ 対象者はADHDと診断されない。│
│                        │          │ 別の問題や診断を検討する。 │
└──────────┬──────────────┘          └──────────────────────┘
    確認されたら│
┌──────────┴──────────────┐
│ 適切な神経心理学的テストを実施│
│ し，その結果からも ADHD であ │
│ ると考えられるかを検討する。 │
└─────────────────────────┘
```

図1　ADHD 診断のためのフローチャート

4 治療

4.1 治療の方法

ADHDは慢性的な神経発達上の障害であり，予後については慎重な見方を要するが（Barkley et al., 2005），よく検討された治療アプローチがあり，それらの多くはエビデンスに基づいている。ADHDの症状やニーズは多様であるため，患者によって適切な治療プランは異なるだろう。さらに近年の研究によって，ADHDと他の精神障害が併発している場合に有効な治療も明らかになってきた。治療を選択する際には，親，教師，家族が取り組むべき行動を絞ると選択しやすいことが多い。目標が定まれば，介入が効果的かどうかをアセスメントするのは比較的簡単である。治療方法には，中枢刺激剤による薬物療法，心理教育的介入，行動療法や，これらのアプローチを2つか3つ組み合わせる方法がある。

4.1.1 中枢刺激剤による薬物療法

中枢刺激剤による薬物療法は集中の改善に有効である

中枢刺激剤は児童青年精神科領域において最も多く処方され研究されている向精神薬の1つである。ADHDの子どもや青年に対する中枢刺激剤の使用は増加しており，これはADHDがより多く特定されるようになったこと，ADHDのサブグループの存在が知られるようになったこと，そして特に保険がない人が精神保健サービスを受ける機会が少ないことが原因となっている。

クライエントや家族と中枢刺激剤を使用するかどうかを話し合う前に，中枢刺激剤とその効果についての理解と期待を明確にし，効果だけでなく副作用についても心理教育をしておくことが重要である。中枢刺激剤による薬物療法は，ADHDのいくつかの症状を改善することが明らかとなっている。特に，中枢刺激剤はADHDの人の注意と集中の改善に効果があることが示されてきた。

残念なことに，中枢刺激剤はADHDに関連するすべての問題（例えば，社会的行動の問題や学業成績）を改善するわけではない。新しい中枢刺激剤のいくつかについては，ADHDの子どもと青年の約90％が薬物療法に反応したことが報告されているが（American Academy of Pediatrics, 2000），不安障害や抑うつを併発している場合には他の向精神薬がより効果的である可能性が示されている。最後に，中枢刺激剤は一部の子どもや青年に対しては禁忌となっている（例えば，薬物乱用をしている家族がいる場合など）。

5歳以下の子どもに対する中枢刺激剤による薬物療法は不適切かもしれない

幼児を対象とした中枢刺激剤による薬物療法の安全性と効果については臨床研究において論議を呼んできた。5歳以下の子どもは多くの副作用を経験する。中枢刺激剤の安全性と効果についてよりよいエビデンスを提示するために，米国国立衛生研究所（National Institutes of Health）が助成をして大規模の臨床試験が行

4. 治　療

われている。幼児は前頭葉が十分に発達しておらず，中枢刺激剤は前頭葉の機能に作用するため，中枢刺激剤の代謝機能が未発達な幼児に対して中枢刺激剤が有効であるかは明確ではない。さらに，中枢刺激剤を処方する際にターゲットとなる行動は，注意と集中を改善することによる学業成績の改善である。幼児が学業場面にいることはないため，注意や集中も含めてこの年齢の子どもの機能を高めるという目的で薬物療法を用いる必要はないかもしれない（Shepard et al., 2000）。

中枢刺激剤が ADHD の中核症状，特に不注意に効果があることを示した研究は数多く存在している。例えば，メチルフェニデートを投与すると連続遂行課題におけるエラーが少なくなることを示した研究がある（Quinlan, 2000）。中枢刺激剤が社会的機能を改善しているように見えるが，統計的に有意であっても必ずしも臨床的に有意であったわけではない（Tannock & Brown, 2000）。しかし，学業達成など ADHD の機能に中枢刺激剤がもたらす効果を示した研究はほとんどない。中枢刺激剤の効果を検討した臨床試験の多くは参加者が白人の男性であるが，近年の研究では女性やさまざまな民族も参加者となっている（Arnold, 1997; Pelham, 1993）。これらの研究の多くは白人男性と同程度の効果が見られることを指摘している。

ADHD に気分障害や不安障害が併発している場合の中枢刺激剤の効果を評価した研究もある。これらの研究によると，併発障害があると中枢刺激剤に対する反応は弱まる（Spencer et al., 2000）。2 つの研究（Gammon & Brown, 1993; Findling, 1996）がセロトニン再取り込み阻害薬（SSRI）と中枢刺激剤を合わせて投与することが安全で効果的であることを指摘している。しかし，SSRI は ADHD に対して効果的ではないかもしれないと警告している研究もある（Wilens et al., 2000b）。物質使用障害の患者については，中枢刺激剤によって物質に対する渇望を低減することができるが（例えば，Riggs et al., 1996），物質乱用歴のある患者に対して中枢刺激剤を使用する場合には，慎重に処方する必要がある。一般的に知られている考え方に反して，子どもの間に中枢刺激剤による薬物療法を用いると，成人期の物質乱用のリスクが低減することが示されてきた（Barkley et al., 2005; Biederman et al., 1999）。臨床家はすべての患者において薬物に対する反応を頻繁に確認しなければならない。また，併存障害の場合，特に物質乱用の場合には，特別な治療を実施しなければならない。

併存疾患のある患者に中枢刺激剤を処方する場合には，特別な治療を実施することが推奨される

臨床家は薬物のあらゆる効果を経過観察する必要がある。Brown（2000）は，多くの患者は薬物の全体的な効果を医師に説明するが，特に副作用などのより細かい効果についても報告するように患者を指導する必要があることを指摘している。また，臨床家が精神保健に関する専門家であるという権威によって要求特性が生じ，患者に影響する可能性があることに臨床家は気をつける必要がある。

中枢刺激剤を使用する場合には，慎重に副作用を経過観察しなければならない

ある 1 つの薬物の効果が見られない患者も，ほかの薬物には反応するかもしれない。中枢刺激剤の効果を比較した 23 の研究をメタ分析したところ，ADHD に使用されている主な中枢刺激剤であるメチルフェニデート[訳注3]，Dexedrine，ペモリンの間に差はほとんど見られないことが明らかとなった（McMaster University Evidence-Based Practice Center Group, 1999）。

中枢刺激剤の副作用には，食欲不振，運動性チック，睡眠の問題，頭痛，胃痛，吐き気，倦怠感，イライラなどがある。中枢刺激剤の副作用のうち多くは短期間

で弱まり，投薬量や投与のタイミングが合えばほとんどなくなってしまうこともある（McMaster University Evidence-Based Practice Center Group, 1999）。

最も多く使用されている中枢刺激剤は，メチルフェニデート（リタリン）訳注4），dextroamphetamine（Dexedrine），dextroamphetamineとamphetamineの混合薬（Adderall）訳注5），ペモリン（ベタナミン）訳注6）である。これらの薬物の概要を以下に述べる。これらの薬物の多くは徐放剤となっているので1日に1回の服用が可能となり，1日に複数回服用する必要はない。

メチルフェニデート（リタリン）には，5, 10, 20mgの錠剤があり，効果が3時間から4時間持続する。薬の効果が見られるようになるのは服用してから約30分後である。治療は少量の投与から開始し，4週間から5週間かけてゆっくりと投薬量を増やしてゆく。メチルフェニデートには20mgの徐放剤もある。徐放剤は効果が弱いと指摘している報告もあるが，多くの患者は長時間効果が持続する薬物は，特に行動評定で評価する場合によく効くと報告されている。

Dextroamphetamine（Dexedrine）は，5mgの錠剤で販売されており，これはだいたい10mgのメチルフェニデートに相当する。dextroamphetamineの効果は約4時間持続する。治療は少量から始めて4週間かけて投薬量を増やしていかなければならない。DexedrineにはDexedrine Spansuleとして知られている徐放剤がある。これは効果が約8時間から10時間持続するため，1日に複数回服用することが困難を引き起こす場合や薬を確実に服用するかどうか分からない場合に有効である。

Adderallはdextroamphetamineとamphetamineの混合薬である。5, 10, 20, 30mgの錠剤があり，効果が6時間から8時間持続する。塩化合物を含む混合物が，薬物の効く時間を延ばしている。AdderallはADHDの他の薬物療法が効果的でない場合に使用するのが適切であると指摘している報告もある（例えば，Pliszka, et al., 1997）。

ペモリン（ベタナミン）は37.5mgの錠剤があり，メチルフェニデートとdextroamphetamineの効果が見られなかった患者に用いられる。ペモリンは肝機能障害を引き起こす可能性があることが，子どもと大人のケースで報告されている（Safer et al., 2001）。製薬会社のAbbott Laboratoriesは，ADHDの第1選択薬として使用しないことを推奨している。

さらに近年，アトモキセチン（ストラテラ）がADHDの治療に使用されるようになった。アトモキセチンはノルエピネフリンという神経伝達物質に作用するもので中枢刺激剤には分類されないが，中枢刺激剤と同様の効果がある。通常は1日に1回か2回服用する。米国食品医薬品局（FDA）は成人のADHDの治療薬として承認している（Spencer, 2004）。

ADHDを対象とした向精神薬のモダフィニル（モディオダール）訳注7）は認知機能を促進する作用があるため，覚醒を促すのに用いられている。モダフィニルの化学構造は他のADHDの治療薬と異なり，大脳皮質に選択的に作用する（Biederman et al., 2005）。モダフィニルをADHDの治療に用いる場合は，未承認薬として処方される（Rugio & Samsock, 2003）。モダフィニルは，通常1日に1回服用し，投薬量は約170〜425mgである。

中枢刺激剤に対する反応は人によって異なるため，専門家と患者自身が慎重に

中枢刺激剤に対する反応は人によって異なるため，慎重に管理する必要がある

4．治　療

中枢刺激剤に対する反応を評価する必要がある。中枢刺激剤は慎重にかつ少しずつ用量設定し，最適な投薬量を特定できるようにする。すなわち，特定のターゲット行動（例えば，教師評定による不注意）に作用し，かつ副作用が最低限に抑えられるようにする。効果が最大限に見られ，副作用が最小限になる投薬量が適切である。用量設定を実施している間は，7日間は服用してさまざまな環境で変化が見られるかどうかを確認しなければならない。また用量設定の間，患者自身と家族は1日を通して薬物の効果を観察し，この観察結果と1日のスケジュールを比較しなければならない。これは特に，薬物の効果がいつどんな場面で消え始めるのかを把握し，その時間帯はレクリエーションや食事，その他の高い集中を必要としない状況となるようにする。さらに，食事やお菓子と一緒に中枢刺激剤を服用することで，胃腸炎などの副作用を緩和することができる。

薬を処方した医師は，用量設定の間は週に1度，投薬量が安定してからは月に1度薬物への反応を確認することが望ましい。定期的に（少なくとも1年に1度）「休薬日」を設け，薬物療法の必要性を再評価したり，中枢刺激剤に対する耐性がつくのを抑制するべきである。ADHDの子どもの場合は，夏休みの間に休薬日を設定することが多く，9月になったら薬を服用せずに学校に行くように促す。こうすることで，新年度に薬物療法を再開する前の行動のベースラインのデータを得ることができる。患者がストレスの多い環境の真っただなかにいる場合や，薬物療法の中断によって事故や乱用が生じる場合には，休薬日は禁忌となる（Weiss et al., 1999）。

休薬日は薬物の必要性を評価し，中枢刺激剤に対する耐性を抑制するために実施したほうがよい

中枢刺激剤の効果を検討した研究の多くは，さまざまな化学物質の間に一般的には差が見られないことを明らかにしてきた（レビューはBrown & Sammons, 2003を参照のこと）。中枢刺激剤のある物質で効果が見られない子どもも，ほかの中枢刺激剤に反応する可能性はある（レビューはBrown et al., 2006を参照のこと）。

他の精神疾患のために開発された薬物による治療を受けるADHDの人もいる。イミプラミン（トフラニール），ノルトリプチリン（ノリトレン）[訳注8]，desipramine（Norpramine）など三環系抗うつ薬を処方されるかもしれない。bupropion（Wellbutrin），クロニジン（カタプレス）を処方する医者もいるだろう[訳注9]。モダフィニル（モディオダール）がADHDに効果があるかどうかを検討した研究もある。併存疾患，特に内在化障害[訳注10]の問題（例えば，不安障害や抑うつ）がある患者や，中枢刺激剤の効果が見られない患者に対して向精神薬が処方されることが多い。これらの薬物には，抑うつ，不安，気分の不安定さをターゲットとしたものも含まれる。多くの中枢刺激剤は1日に数回服用することになるが，徐放剤を使用するとより少ない服用回数で継続的な効果を得ることができる。

ADHDの子どもの場合は，親，教師，医療の専門家が連携して薬物療法を導入するかどうかを決定する必要がある。投薬計画を立てる前に，既応疾患がないかどうか確認するために身長，体重，心拍，血圧などの身体検査を実施しなければならない。ベタナミンは肝機能の障害と関連しているため，ベタナミンの処方を検討している場合には投薬前に肝機能の検査を実施する。ADHDの治療薬の投与を開始する場合には，少量（通常は5mg）から開始し，徐々に投与量を増やしてゆく。錠剤の効果は通常4時間持続するが，持続時間は患者によって異なり，2時間半から4時間の範囲になるだろう。それぞれの人の薬物に対する反応に基づ

いて，ターゲットとなっている症状に最も効果のある投与量を患者と専門家が決定する。薬物治療開始後数週間から数カ月間の間は，家族，教師，心理士や協力の得られる友人がADHDの症状と副作用を観察し評価する必要がある。薬物に対する反応をアセスメントする測度は診断や薬物療法のターゲットとなる行動の特定に使用されたものと類似したものを使用する。

　学校でADHDの薬物療法を実施する必要がある場合に，子どものプライバシーと守秘義務を守ることも大切である。薬物療法の管理には，医者，心理士，教師，家族が副作用とADHDの症状を慎重に観察することも含まれる。学校にいる間に何回も薬を服用するのは難しく，多くの子ども（特に青年期の子ども）は薬物を服用することは恥ずかしいことだと考えるかもしれない。したがって，このような子どもや青年に対してはより長時間効果が持続する中枢刺激剤が適しているだろう。

4.1.2　心理療法

心理療法がADHDの人に有効である

　薬物療法に加えて，ADHDの人に有効な心理療法がいくつかある。さらに，ADHDの人の多くは抑うつや攻撃性など他の心理学的症状も抱えていることから，中枢刺激剤の効果が及ばない機能の問題にも心理療法で対応することができる。心理療法はADHDの人に多くみられる自尊感情や自己効力感の低さをターゲットとすることもできる。ADHDの成人によくみられる夫婦間不和や家族間不和に取り組むこともできる。多くの心理的介入は，心理教育的アプローチを重要視している。専門家は心理療法を実施するのに加えて，ADHDの病因論や治療についての情報を得ることができる本やビデオ，インターネットのサイトを紹介することもよくある。これらの情報については第8章で紹介している。

　ADHDの人は，特に早期に介入を受けてこなかった人は，「怠惰」，「無能」，「精神障害」，「集中力がない」と周囲にみなされるのに耐えてきたケースが多い。自分が何らかの機能不全を抱えており，遺伝的特徴によってこれらの問題が生じていることに気づいている人もいる。ADHDを抱えている人は，これらのネガティブなメッセージが内在化されてしまっていることが多いため，こういった不適切な評価やその影響を受けた自己スキーマを修正するのに心理的介入は役立つ。認知療法はこれらのネガティブな思考やそれに伴う不快な気分を低減するのに役立つと考えられるが，ADHDに関連する認知面の障害を低減する手段としての認知療法は効果が実証されていない（レビューはGittelman & Abikoff, 1989を参照のこと）。

　また，心理療法は学校や職場で経験する問題など，ADHDによって引き起こされる問題に対応できるかもしれない。特に年少の子どもに対しては行動マネージメント技法が有効であることが多く（Brown, 2000），ADHDの症状や関連する不適応をマネージメントする場合に最適な心理療法であることが実証されている。さらに，ADHDの人はその症状によって人間関係が損なわれるかもしれない。ADHDの症状は家族間の不和を招いたり，友人関係やパートナーとの関係に問題を引き起こすことが多い。ADHDは養育スキルに影響する可能性があり，ADHD

の親は誠実かつ一貫したやり方で養育ができるように心理教育やモニタリングを必要とするだろう。臨床家は家族関係やそのほかの対人関係がどの程度注意や多動の症状を緩和もしくは悪化させているかを慎重に判断しなければならない。

行動的技法はADHDの人を対象としてよく用いられており，これまでの文献で確固としてエビデンスが確認されていることから，ADHDに対して最も適切な心理療法であることが実証されている。行動療法は，環境の構造化や適切な行動を強化することを強調している点で有効である。行動療法には親や教師を対象とした介入も含まれる。子どもは自分の行動に対して一貫した対応を受けた場合に，最も大きく行動が変容することが明らかとなっている。行動療法の方法には，親や教師のマネージメントスキル，随伴性マネージメント（「タイムアウト」や正の強化など），社会的スキルや問題解決をターゲットとしたトレーニングが含まれる。行動療法を成功させるためには，一貫性とフォローアップが重要である。

表3はADHDの子どもに有効な行動的技法をまとめたものである。この表は許可を得てRieffとTippins（2004）から引用した。

> 適切な行動を強化する行動的技法は学校や家庭で用いられ，非常に有効であることが明らかとなっている

表3　ADHDの子どもに有効な行動的技法

技法	概要	例
正の強化	子どもの行動に随伴して報酬や特権を与える	課題を完成させたら，コンピュータで遊んでよい
タイムアウト	子どもの望ましくない行動や問題行動に随伴する正の強化を得られないようにする	衝動的に兄弟を叩いたので，部屋の隅に5分間座らなければならない。
レスポンス・コスト	子どもの望ましくない行動や問題行動に随伴して報酬や特権を取り上げる	宿題をしてこなかったため，自由時間の特権を失った。
トークン・エコノミー	望ましい行動に随伴して，子どもが報酬や特権を獲得する。このタイプの正の強化は，望ましくない行動をすると報酬や特権を失うレスポンス・コストと組み合わせることができる。	課題を完成させると星を獲得し，離席をすると星を失う。週の終わりに星と商品を交換できる。

過去30年間に，多くの研究が行動的介入はADHDの症状や機能不全を改善することを示してきた。実際，十分にコントロールされた行動マネージメントの効果は，低〜中用量の中枢神経刺激薬による薬物療法の効果と差がないことが指摘されてきた（レビューはPelham & Washbusch, 1999を参照のこと）。中枢神経刺激薬の研究とは対照的に，行動的介入の研究はADHDに伴う機能障害に焦点を当てている。行動的介入は養育行動や友人関係，学校における適応などを含むADHDの長期的予後に影響すると考えられている（レビューはBrown et al., 2006を参照のこと）。ADHDの子どもや青年を対象とした行動療法は，行動的親訓練（Anastopoulos et al., 2005），学級における学業や行動への介入（Dupaul & Stoner, 2003），仲間関係の問題に対する介入（Mrug et al., 2001）などが研究されてきた。行動的介入は幼児から青年まであらゆる発達段階において系統的に効果が検討されてきたが，ADHDの青年を対象とした研究がさらに必要である（レビューはBrown et al., 2006を参照のこと）。

親トレーニング

　ADHDに関連する症状だけではなく，親の指示に対する従事，ルールに従う，反抗的，攻撃的行動への対応など行動的親トレーニングの効果を検討する研究は数多く実施されてきた（Anastopoulos et al., 1993）。介入数カ月後でも中程度から大きい効果サイズが認められた（Brown et al., 2006）。特に，トレーニングの効果はDSM-IV-TRで記述されているADHDの症状よりも社会的適応のほうがより大きいことが示されてきた。さらに，親トレーニングの効果は併存診断が存在する時に最も大きくなることが明らかとなった（Hartman et al., 2003; Jensen et al., 2001; Lundahl et al., 2006）。実際，行動的親トレーニングは子どもの精神病理学の領域，特に攻撃や行為の問題を示す子どもに対して最も有効な介入の1つであると指摘されている（Brestan & Eyberg, 1998）。多くの研究が年少の子どもも青年期の子どもも同様の効果が見られることを示してきた（レビューは，Brown et al., 2006を参照）。

学校をベースとした介入

　学級における行動的介入は過去30年にわたって幅広く実施され，これらの行動的アプローチが学級場面において有効であることを示した強いエビデンスが存在している（Brown et al., 2006）。毎日の報告カード（Daily Report Card: DRC），トークンおよびポイントシステムなど学級で利用可能なテクニックは数多くある。また，親に対する行動的アプローチと同様，学級における行動的介入研究はADHDに関連する症状だけではなく，学級のルールに従わない，破壊的行動，教師の指示に従わない，級友と仲良くしないなど社会的適応の障害もターゲットとしている。プログラムが集中的に行われる特別支援教育の場面では，従来の学級場面よりも介入の効果が大きいことが明らかとなっている（レビューは，Brown et al., 2006を参照）。

　同様に，課題の生産性や正確さなど学業に焦点を当てた研究も数多く行われてきた（Dupaul & Eckert, 1997; Brown et al., 2006）。一般にこれらの研究は，長期間にわたって測定される学業成績よりも，学業達成に関係する毎日の学級における変数（例えば，学業の生産性，課題従事行動）に焦点を当ててきた。学業面への介入によって行動が変容するかもしれない。これは，ターゲットとなるADHDの症状を行動の機能に絞る随伴性マネージメントと一致する（Dupaul & Eckert, 1997）。1事例の実験デザインにおいて，随伴性マネージメントアプローチは児童期だけでなく青年期においても学業活動を高めることが示されているが，より大きいグループデザインの研究を用いてこれらの効果を追試する必要がある。

仲間介入

社会的スキル訓練は学校や家庭における介入の効果をより高める

　仲間介入は，社会的スキルや社会的問題解決の指導，行動面のコンピテンスの促進，攻撃やそのほかの望ましくない社会的行動の低減（強要，いじめ）に焦点を当てている。このような介入は学校をベースとした集団社会的スキル訓練，週末の介入，サマーキャンププログラム（例えば，Pelham, Fabiano, Gnagy et al., 2005）で実施されている。これらのプログラムは親トレーニング，学校ベースの

介入や両者を組み合わせた介入と同時に実施されることが多い（レビューはBrown et al., 2006 を参照）。週に1回の集団社会的スキル訓練は、学校ベース、家庭ベースの介入の効果を補強するという予備的なエビデンスが示されており（Pfiffner & McBurnett, 1997），親トレーニングや学級におけるトレーニングを含む行動的アプローチと同時に実施した仲間介入の効果を検討したエビデンスも示されている（Pelham, Burrows-MacLean, Gnagy et al., 2005）。親トレーニング、教師コンサルテーション、仲間介入に焦点を当てたサマーキャンププログラムを組み合わせて実施していたMTA研究[訳注11]において（Wells et al., 2000），介入前から介入後にかけて大きな改善が見られ、その効果は2年後のフォローアップでも維持されていることが明らかとなった（MTA Cooperative Group, 2004）。

行動的介入の要約

文献レビューやメタ分析の結果では、行動マネージメントプログラムの効果サイズが中程度から大きい範囲であることが示されている。使用された介入方法は、親トレーニング、学校をベースとした介入であった。1事例の実験デザインではさらに大きな効果サイズを示していた。ADHDの子どもや青年を対象とした薬物療法と同様、行動的介入は長期間の学業達成にはほとんど効果を及ぼしていなかった。しかし、Brownら（2006）が指摘しているように、学業達成を測定していても、長期間の学業達成に実際に影響するほど介入を長期間行った研究はほとんどない。

Brownら（2006）が指摘している通り、ADHDに対する行動的介入は効果があることを示すエビデンスが存在しているものの、これらのエビデンスには以下のような限界がある。

1. すべての子どもや青年に同程度の効果があるわけではなく、また一部の子どもに対しては有効ではない。
2. 介入には労力がかかることが多く、薬物療法のみを短期間実施するよりコストがかかる。
3. 行動的介入は長期間の効果よりも短期間の効果について、より強いエビデンスが示されている。
4. 行動的介入は、家庭、学校、仲間と一緒にいる場面など、複数の場面で実施する必要がある（レビューは、Brown et al., 2006 を参照）。

これらの限界の大部分は薬物療法にも当てはまる。このように薬物療法と行動的アプローチには限界があるため、多くの専門家はADHDの症状や社会的適応をマネージメントするのに最も有効なのはこれらの介入の組み合わせであると判断している。したがって、ADHDのマネージメントを実施する際には組み合わせて介入を実施するべきである。

4.1.3 薬物療法と行動的介入の組み合わせ

行動的介入によって中枢刺激剤の投与量を少なくすることができる

多くの研究が通常学級や家庭だけではなく，特別支援教育の学級や夏休み期間中の治療プログラムにおいて実施される薬物療法と行動的介入を組み合わせた介入の効果を検討してきた（レビューは Brown et al., 2006 を参照のこと）。Carlsonらは，行動面の従属変数のうちいくつかで，行動的介入と低用量の中枢刺激剤の効果が同等であることを示した（Carlson et al., 1992）。さらに，Carlson ら（1992）は行動マネージメントと中枢刺激剤による薬物療法の組み合わせは，高用量の中枢刺激剤による単独の効果と差がないことを明らかにした。これらの知見を拡大するものとして，Pelham, Burrows-MacLean ら（2005）は非常に少ない量の中枢刺激剤と行動療法の組み合わせが最も効果が高いことを指摘した。低用量の薬物療法は即時的な効果が高く，高用量の薬物療法に比べて副作用が少なかった。

行動的介入と薬物療法の組み合わせは，特に併存疾患のある子どもに最も有効である

国立衛生研究所（National Institutes of Health）の Multimodal Treatment for ADHD（MTA：ADHD に対する多面的介入）研究において，薬物療法，地域における通常のケア，行動療法，行動療法と薬物療法の組み合わせ（以下，組み合わせ治療）の4つの治療条件の効果が検討された。4つの治療条件すべてにおいてベースラインからフォローアップに大きな改善が見られ，治療条件間の差はほとんど見られなかった。しかし，その後のフォローアップ評価では，組み合わせ治療は多くの従属変数において薬物療法単独の治療よりも優れていることが明らかとなった。さらに，組み合わせ治療は，併存疾患のある子どもや複数の場面で不適応を示している子どもに特に有効であった。また，組み合わせ治療において保護者の満足度評定の得点が高かった（Conners, 2001; MTA Cooperative Group, 1999b）。10カ月後のフォローアップ評価において，組み合わせ治療は ADHD と反抗挑戦性障害（ODD）の症状において行動療法よりも効果が見られた一方で，親－子関係，学業達成，社会的スキルなど適応に関する変数においては差が見られなかった点は注目すべきである。最後に，2年後のフォローアップ評価において，薬物療法を終了したフォローアップ期以後も，薬物療法の行動面に対する効果は維持されていることが明らかとなった。

認知的技法には，問題解決法，思考や行動のセルフ・モニタリング，行動の原因と結果についての認識を高めるなどの方法がある。認知的技法は，ADHD の人が抱えている自己スキーマや中核信念に取り組んでゆく。怠惰，無責任，頭が悪いと言われてきた人はこれらのメッセージを内在化し，多くの思考や行動に影響を及ぼすようになる。これらの思考のパターンを理解し，思考と気分や行動との関係を理解することによって，臨床家と患者が協力して正確で前向きな思考を身につけることができるようになる。この前向きな思考は，適応に関係する他の側面に影響してゆく。さらに，順調に進んでいる行動的介入の効果をモニターすることで，ADHD の人も能力や責任感があるということを納得できるようになり，自分を苦しめているネガティブな信念に取り組む助けとなる。多くの場合，認知的アプローチは無力感を内在化してしまった ADHD の成人に最も適している。認知療法は，生涯にわたる精神疾患，特にスティグマに関連する問題を抱えている人に有効であると考えられる。

認知療法は青年や成人に対して最も効果が高いと考えられる。一方，家族療法は ADHD の子どもに有効である

認知療法は自分が抱えている困難についてある程度把握している ADHD の人

に適している。認知療法は自分の注意のパターンに気づくことを強調し，思考の方向性，プロセス，内容を変容する介入を行ってゆく。さらに，認知行動療法は適応するための課題や機会を提示するホームワークを導入することが多い。クライエントとセラピストはホームワークを通して，課題の達成を阻害する要因や中核信念を支持するもしくは支持しない証拠を評価して，どんな方法が最も効果的かを探ってゆく。認知療法は自分の思考プロセスを自覚するという点である程度の知的レベルを必要とするため，青年や成人に適しているだろう。

家族療法はADHDの子どもに対して有効であることが多い。セラピストは，子どもが示している行動の多くはADHDが原因となっていることを強調しなければならない。子どもがセルフ・エスティームを高めてADHDに対処する効果的な方法を獲得するのに親の励ましが非常に重要である。また，すべての子どもに個人差があり，あらゆる行動がADHDに起因するわけではない。さらに，親は子どものADHD以外の問題を抱えていることも多い。これらの要因が子どもの経験や家族のADHDのマネージメントに影響する。親自身の問題が家族療法の進展を妨げていることが明らかである場合には，臨床家はADHDだけではなくその他の関連する問題に対応できるように個人のセラピーやカップルセラピーを勧めることもあるだろう。さらに，戦略的な家族アプローチが数多くあるため，家族システムのアプローチのなかで行動マネージメントも多く利用されている。

Pistermanら（1989）はADHDの幼児（3歳から6歳）とその親を支援する介入プログラムを開発した。親訓練は12セッションで構成されていた。最初の3セッションでADHDの定義と経過，行動マネージメントと親－子関係の重要性について説明する。次の8セッションは養育スキルの向上にあてられており，望ましいもしくは望ましくない行動に対する適切な反応，タイムアウトなど効果的なしつけの使用に関する教示が含まれている。このアプローチは学齢期の子どもや青年に対して用いられた方法を採用しており，その多くは家族システムの枠組みのなかでADHDのマネージメントに有効であることが示されている。

親が参加する介入のなかで効果が高いものは，子どもの生活を構造化したりルーティン化することを強調している。親は宿題を記録したり完成させるのを助けたり，学校で配られたプリントを決められたバインダーに入れておいたり，宿題や勉強をするための時間を設定するなどして，学校における子どもの達成を支援することができる。他にも，特に重要な指示については理解しているかどうかを確かめるために復唱させることもできる。適切なしつけを行うためには一貫性が必要であり，行動のマネージメントにおいて具体的な報酬や結果を使い続ける必要がある。親は警告なしで，もしくは結果についての子どもの理解がない状態で罰を用いるなど効果のないしつけの方法を用いないようにしなければならない。望ましくない行動に対して親が一貫した対応をすることが重要である。

4.1.4 成人に多くみられる心理的問題

ADHDの成人は自分の障害や障害が自分の生活に及ぼす影響を理解していないことがある。理解の程度は人によって異なるが，共通した問題を抱えているこ

> 多くの成人はADHDが自分の生活にどの程度影響しているかを理解していない

とが多い。ADHDが対人関係やキャリア形成など自分の生活にどの程度影響しているかに気づいていない患者もいる。例えば，ADHDの成人の多くは結婚生活上の問題を抱えて離婚する結果となることがある。また，ADHDを持たない他の人に比べると，給料が低い仕事に就いていることが多い。多くの人はADHDの症状のために達成することが難しい仕事を避けるなどのコーピングを見つけだしている。また，自分が抱えている問題の多くはADHDに起因するものだと考えて，被害者意識を身につけてしまっている人もいる。ADHDの成人は中枢刺激剤による薬物療法に関して葛藤を感じていることもある。向精神薬を避ける人もいれば，ADHDに対する特効薬だと考えて薬物療法以外の介入が必要な機能の問題に取り組まない人もいる。

ADHDの診断を受けたばかりの成人は，自分の性格特徴や適応についての自分や他人の見方を考え直すこともある。多くの人は人に怠惰で，無責任で，無能だと言われてきていることが多く，そのような評価をしてきた人に対する感情や自己認識を再検討する際に苦痛を感じる可能性もある。また，ADHDの診断を受けたばかりの成人は，もっと早く診断を受けていれば自分の人生は違っていたかもしれないと考えて喪失感を経験するかもしれない。自分の人生が思っていたほどうまくいっていないことを後悔する人もいる。共感を示して真実や解釈の意味を検討することが，ラポールを形成し患者の経験を理解する助けとなる。

どのようなADHDに関連する症状を示しているかによって，ADHDの成人に対するセラピーの構造や内容は異なる。注意や整理整頓に問題があると，ADHDの成人は約束を忘れたり，情報を忘れたり，セラピーの予約を守らなかったりする。成人のADHDのマネージメントに対するさまざまなアプローチの効果を検討した研究（例えば，薬物療法と心理療法もしくは両者の組み合わせ）はほとんどないが，多くの臨床家は自由連想法などよりも構造化された治療フォーマットの方が適していると考えている。セラピストとクライエントがクライエントのニーズに合った治療構造を一緒に決定する。このような話し合いは，クライエントの得意な面と苦手な面を検討したり，関連する症状について問題解決したりするのに役立つ。

ADHDの患者を治療する際には，ADHDとは関連しない問題を抱えている患者もいるので，問題を単純化させすぎないようにすることが重要である。逆に，もし臨床家がADHDになじみがないと治療関係に影響するかもしれない。かなり経験のある臨床家でも，ADHDに関連する行動は，反抗，回避あるいはほかの人格特性が原因だと考える可能性があり，ADHDのクライエントが周囲の人から受けてきたつらいメッセージをよけいに強めてしまうことになりかねない。治療関係のなかで生じうる行き違いなど治療場面のなかで生じるすべての行動は，説明や知識を増やすための材料として使用することができる。

RamseyとRostain（2005）は，ADHDの成人を対象とする場合に修正するべき治療の側面をいくつか明らかにしている。心理教育はこの障害を抱える人に対して重要である。すべての人を対象として治療セッションの一部を構成する心理教育に加えて，臨床家は本書の巻末にある適切な本やウェブサイトを患者に紹介することもできる。

RamseyとRostain（2005）は，ADHDによって生じる困難について話し合う際に，

クライエントの問題を把握し問題解決するために詳細な例を話すように促す必要があることを強く主張している。これらの例は今後出会う困難な場面に対処するための計画を考える際に使用できる。ADHDに関連したスキーマや信念の概念化，代替方略へ注意を向ける，回避行動の評価など，認知療法の要素はADHDの成人に特に役立つだろう。Murphy（2005）はADHDの成人の希望を育てることの重要性を強調している。なぜなら，多くの患者は就職，結婚や対人関係などについて，希望を失っているからである。

就労に関連する問題

Nadeau（2005）は，ADHDの成人に影響するキャリアと就労の問題を検討している。驚くべきことに，これまでにADHDについての心理学の研究はこの重要な問題についてほとんど注意を払ってこなかった。特に，Nadeauは認知と神経心理学の観点を実践に導入するべきであることを示唆し，キャリアに関するアドボカシーやガイダンスを推奨している。ADHDは一生持続するため，多動がなくなっても注意や集中の問題は残る。実行機能の問題は仕事での成功を阻害する可能性が高い。ADHDの成人は時間のマネージメント，整理整頓，優先順位づけが難しいかもしれない。これらの問題によってADHDの成人が仕事に対する満足感を持てず，圧倒されたり，人生をコントロールできないと感じたり，自己効力感や自尊感情が低くなったり，学習性無力感を経験する原因となる（Nadeau, 2005）。

ADHDは成人の仕事やキャリアに影響することが多い

ADHDの人が仕事やキャリアで成功するのに必要な要因がいくつかある。個人の得意な面に合った仕事，代替方略を仕事で要求される方略に統合する能力などがある。Nadeau（2005）は，臨床家がクライエントのキャリアや職場についてアセスメントを実施することを推奨している。Nadeauはこれらのアセスメントについて詳細を述べており，クライエントの職歴，現在と過去の職場における問題，上司や同僚との関係，職場でのパフォーマンスや対人関係に影響するADHDの症状をアセスメントするべきだとしている。Murphy（2005）もこれらのアセスメントの要素について述べており，患者の「情熱，興味，適性，好み，スキル」に関する質問を加えている（613頁）。適切な職場の評価には，キャリアに関する尺度や調査も含まれる。ADHDの成人に対して，セラピストは抱えている問題を長所としてリフレーミングする，動機づけをする，目標を追求するなどの認知的テクニックも奨励するべきである（Nadeau, 2005）。

米国障害者法（The Americans with Disabilities Act: ADA）は，ADHDを含む障害を持つ個人は彼らのニーズに応じた配慮を得ることができる法的権利を有していることを制定している。これらの配慮を受けるためには，雇用者や事業所に障害があることを知らせる必要がある。Murphy（2005）は障害について同僚や上司に知らせることは非常に個人的なことであり，利点と欠点の両方があることを指摘している。したがって，周囲の人に知らせるかどうかは治療場面のなかで決定するべきであり，このような情報を公表することによる利点と欠点を慎重に評価する必要がある。

その他の介入の選択肢に「コーチング」として知られているものがある。この言葉は健康保健の専門家とADHDの人（多くは青年や成人）との特定の関係を

示している。コーチング関係の成功はコーチの能力，ADHDの人の動機づけ，コーチとADHDの人の相性によるところが大きい（Brown, 2000）。一般にコーチングには，問題となる症状や行動の特定，ADHDの人の適応や前進を促す具体的な計画の立案とモニタリングが含まれる。これらの方針はあらゆる心理療法にも含まれる特徴であるが，コーチング関係は目標と行動を特に強調する点とADHDの感情面の影響は大きく扱わないという点で少し違いがある。またコーチング関係は，主に電話でコーチとADHDの人が頻繁に連絡を取るという点も異なっている（Brown, 2005）。Murphy（2005）は，心理療法では目標設定を行うが，コーチングではこれらの目標を方略や行動に変えてゆくため，コーチングは伝統的な心理療法と異なっていると説明している。

　ADHDの人やADHDの子どもを持つ親のなかには，自助グループや支援グループに参加することが助けになっていると考えている人もいる。注意欠如多動性障害の児童と成人協会（Children and Adults with Attention-Deficit Disorder : CHADD）と全米ADD協会（National Attention Deficit Disorder Association）はどちらもADHDの人やその家族に対して，情報，支援，資源を提供している。これらのグループはADHDに関する最新情報を提供するのに役立っており，障害に立ち向かっている人を支えるネットワークや，ADHDの人やその家族にとって効果的な支援を提供している。

4.1.5　教師や学校を対象とした介入

親や教師が個別障害者教育法（IDEA）とリハビリテーション法の504条を知っておくことが重要である

　家族と教師は米国におけるADHDの子どもの権利を保障した連邦指令を知っておくことが重要である。ADHDの子どもは近年制定されてきた法律に基づいてこれらの保証を受ける資格があると明示されている。これらの法律には，個別障害者教育法（the Individuals with Disabilities Education Act: IDEA）と1973年のリハビリテーション法の504条（Section of the Rehabilitation Act of 1973: Section 504）がある。各学区は教育サービスを受ける資格を認められた子どもに対して「無料の適切な公教育」を提供しなければならない。多くのADHDの子どもはIDEAに基づいた教育サービスを受ける基準を満たさないが，504条によって権利が保障されるだろう。ADHDによる学習の問題が見られない子どもについては，IDEAや504条に基づいた教育サービスを受ける資格を満たさないと考えられている。

　IDEAでは，ADHDが活力や精神力，覚醒状態の低さとしてあらわれている場合には，「その他の健康障害」のカテゴリーに当てはまると考えられている。IDEAは，すべての学区が特別支援教育や関連するプログラムを受ける資格のある子どもの評価をそろえることを求めている。評価を行った後，その子どもの個別の教育支援計画（Individualized Education Program: IEP）チームが評価結果を検討し，その子どもに教育的ニーズに合わせた支援計画を立案する。ADHDの診断は子どもが特別支援教育やその他の教育サービスを受ける資格の有無に必ずしも影響しない。ADHDの子どもが併存診断を受けている場合には（例えば，ADHDと精神疾患；ADHDと学習障害），「特異的学習障害」「情緒障害」といったIDEA

の他の障害のカテゴリーの基準を満たす場合もある。

　IDEAに基づいて教育サービスを受ける基準を満たした場合には，教師，精神保健の専門家，親が個別の教育支援計画を立案する。この計画には毎年評価を行う目標が含まれている。これらの目標には，学業達成，情緒面での適応，具体的な行動目標の基準が含まれていることもある。親は個別の教育支援計画の立案に参加し，保護者の参加なしに計画を変更することはできない。IDEAに基づいて教育サービスを受けているすべての子どもについて個別の教育支援計画を作成しなければならない。

　504条に基づいて教育サービスを受けているADHDの子どもには，彼らのニーズや問題に合わせて作成されたプログラムが提供される。504条が適用される子どもについては，特別なプログラムや教育的配慮が必要な障害があることを明らかにしなければならない。これらのプログラムや配慮には，カリキュラムの変更，所属する学級の変更，ニーズに合わせた指導テクニックや宿題や課題，行動マネージメントテクニック，親と教師の連絡を増やす，などが含まれる。

　ADHDの子どものマネージメントは，教師や学校にとって難しいことが多い。ADHDの症状は注意，理解，課題の完成，学級場面におけるグループダイナミクスに影響する可能性がある。ADHDによって子どもが経験する苦痛は，攻撃性，情緒不安定，かんしゃく等の行動問題に結びつくこともある。1日の始めに最も難しい課題を出して課題を完成するのに必要なステップを明確にしたり，複雑な課題を最小限にしたり，教示の方法を変えたり，注意をそらす可能性のあるものを減らすことが有効かもしれない。また教師は，明確で簡単な指示をする，子どもとアイコンタクトをし続ける，穏やかに接する，明確で一貫した学級のルールを作り従わせるなどの対応で，ADHDの子どもとのやり取りを効果的にすることができる。教師はADHDの子どもに対して敏感に反応し，彼らの自尊感情を育てることを模索する必要がある。ご褒美は罰よりも効果的であることが多い。ADHDに関連した多くの問題を乗り越える際に子どもを励ます方法を決めるのを教師が援助することもできる。

　一部の家族や社会のなかに存在する社会的，文化的背景によって，社会的に成功するために大学の学位を取得することを強く推し進めることがあるが，この理想はADHDの人に対しては適切ではなく，負担となる場合すらある（Murphy, 2005）。大学生は注意の問題が大きくなる環境におかれることが多く，その結果失敗を経験する。大学教育の多くは機能の高い学生やすでに効果的な代替方略や介入を見つけているADHDの青年に適したものであるが，伝統的な4年制大学に代わる進路を選んだり，好んだりする人もいる。この4年制大学に代わる進路には，短期大学，インターンシップ，職業専門学校，就職，奉仕プログラムがある（Murphy, 2005）。多くの大学はADHDや学習障害を含む特別なニーズがある学生に対するサービスを提供していることを強調しておかなければならない。

4.1.6　社会的スキル訓練

　社会的スキル訓練はADHDの子どもに有効であると考えられるが，必ずしも

研究がその有効性を示しているわけではない。不注意と多動性は，子どもが仲間と適切な対人関係を作ること，相手の話を聞くこと，順番を守ること，衝動性をコントロールすることを妨げる。ADHDの人はADHDではない人にくらべて仲間関係の問題を多く抱えているが，社会的スキルの欠如に介入することで社会的適応を改善できるかもしれないことを指摘している研究がある（Gol & Jarus, 2005）。また，うまくいけば仲間関係も改善できるかもしれない。

> コンピュータプログラムはワーキングメモリのトレーニングにうまく利用できるかもしれない

コンピュータを用いた認知トレーニングはADHDに対する新しい治療法である。Klingbergという神経科学者によって開発されたトレーニングは，中枢刺激剤では改善できないワーキングメモリを標的としている。このトレーニングはソフトウェアプログラムを使用して数週間にわたって実施する（Sinha, 2004）。Klingbergら（2005）は，二重盲検法で無作為化比較試験を実施し，ワーキングメモリをトレーニングするコンピュータの効果を検討した。トレーニングを受けた44名のADHDの子どもは，ワーキングメモリが有意に改善していた。また，親は子どもの不注意や多動性／衝動性のレベルが低減したと報告していた。これらの効果は3カ月後のフォローアップでも維持されていた。

4.2 作用機序

中枢刺激剤は，脳神経がお互いに伝達しあうさまざまな化学物質である神経伝達物質に作用して効果を発揮する。特に，中枢刺激剤は中枢神経系のシナプスにおけるドーパミンとノルエピネフリンを活性化させると考えられている。中枢刺激剤は神経伝達活動を増加させ，それが注意や集中を高める。

心理療法はさまざまな形で効果が見られているようである。成人においては，セラピストが患者の経験を尊重し，理解と共感を示すと，患者の対人関係や自分自身に対する理解を変えることができるようだ。さらに，成人だけではなく年長の子どもや青年に対する構造化された心理療法は，ADHDの人が目標を設定し，障壁を特定し，日常生活でチャレンジができる問題に取り組むのを助ける。最後にADHDについての心理教育をすることで，患者や家族がADHDについてより理解し，治療の意思決定に必要な情報を知ることができる。

行動療法は，患者が経験したADHDに関連する問題に取り組むことができるように具体的な手段や行動を患者に提案する。セラピストと患者がADHDに対処するための方略を導入することに同意したら，セラピーセッションの中や外で実践を行うことになるだろう。この方略には，リストの作成，計画を要する課題のための時間を設けること，計画と優先順位のアセスメントが含まれる。選択した対処が効果的であることがわかったら，患者は古い行動パターンや習慣に変わる新しい行動を学習する。同じ原理がADHDの親や，ADHDの症状が養育行動に影響しているADHDの成人にも当てはまる。新しいかつ効果的な養育テクニックを学習するためには，初期に時間を費やし練習をする必要がある。しかし，最終的には新しい方法を学習することができ，望ましくない行動を減らしポジティブな行動を促進する対応が自動的に一貫して効果的にできるようになる。

4.2.1 代替治療

　ReiffとTippins（2004）は，ADHDの症状や障害を食事を通してマネージメントできると主張している。彼らは食事が実際に気分や行動に影響していることを実証している研究があると述べている。おそらく，食事を重視する文化と，食事と情緒機能の関連についてのデータの双方が，ADHDに対する食事療法の人気を支えている。例えば，多くの人は米国の典型的な食事でおなじみの砂糖，人工の原材料，その他の添加物に対して懸念を抱いている。最後に，食事アレルギーやアレルギーの感受性，その他の環境物質に対する身体反応が子どもの行動や健康に影響している可能性がある。

　1970年代，80年代にFeingold（例えば，1985）は，多動の子どもの50％が食品添加物の入っていない食事をすることによって治療が可能であると主張した。Feingoldはアレルギー専門医で，多くの野菜やフルーツに含まれている着色料，人工香料，サリチル酸塩（さんえん）などの食品添加物が学習障害や子どもの多動の原因であると考えている（Rieff & Tippins, 2004）。Feingoldはこれらの添加物を取り除いた食事によって，半数以上の子どもの学習障害や多動の症状が大きく改善したと主張している。

　Feingoldの食事法は米国において非常に有名であり，米国ではFeingold協会が設立されるに至っている。しかし，この食事法は科学的データではなく事例に基づいている。Feingoldの食事法が世間に広く受け入れられたあと，科学者はこの食事法の効果について調査を始めた（Weiss et al., 1999）。その結果，Feingoldの食事法の効果を支持する結果は得られず，ADHDに関連する症状やADHDの人が示す適応上の障害に対しても効果は認められなかった。

　食品添加物に対する関心はビタミン大量療法によってADHDの子どもを治療できるという過去の考えに従っている（Weiss et al., 1999）。砂糖がADHDの原因になったり，症状を悪化させたりしていると指摘している人もいる。しかし，研究ではこの仮説は支持されていない（例えば，Wolraich et al., 1994; Behar et al., 1989）。

　Weissら（1999）は，食事習慣がADHDの発現や経過に影響しているという考えに多くの人が魅力を感じているにも関わらず，多くの子どもが直面している深刻な飢えや栄養失調がその子どもの思考や行動に影響することにほとんど注目していないことを指摘している。貧困によって，多くの子どもが非常にお腹を空かせて学校に来る。またこれらの子どもは給食費を払うに必要なお金を持っていないことが多い。極端な飢餓状態は子どもの集中と衝動性に影響する可能性が高い（Weiss et al., 1999）。

　民間に普及しているADHD治療法の主導者は，抗酸化物質，向知性薬（nootropics），ハーブなどの栄養補助食品を宣伝してきた。市販品でADHD治療になるとして取り上げられているものに，デアノール（DMAE），レシチン，ホスファチジルセリンなどがある（Rieff & Tippins, 2004）。その他にもメラトニン（睡眠サイクルを改善するのに用いられる抗酸化物質），ピクノジェノール（松の樹皮から抽出される抗酸化物質），イチョウ（ヨーロッパでは循環障害や記憶障害の治療に一般的に用いられている）がADHDの治療として宣伝されてきた。

> ADHDの症状の多くは食事を通してマネージメントできると信じられている

> 空腹と栄養失調は集中と衝動性に影響する可能性がある

> 多くの栄養補助食品やハーブがADHDの治療になるとして売り出されている。これらのADHDに対する効果を支持するエビデンスはなく，注意して使用しなければならない

カモミール，バレリアン，レモンバーム，ホップ，トケイソウ，カバなどのハーブも ADHD の治療になるとして売り出されていることがある[訳注12]。

他にも，マッサージ，瞑想，前庭刺激，鉄分補給，マグネシウム補給，漢方，脳波フィードバック，鏡によるフィードバック，特定の周波数の知覚訓練などが ADHD の治療として提案されてきた。これらのうちいくつかは前向き予備研究によって効果が支持されているが，その他はほとんど研究されていない（Arnold, 2001）。

対症療法に加えて代替治療の使用を試す際には，患者自身か子どもの親が担当医に知らせておくことが非常に重要である。代替治療のなかには他の治療と組み合わせると副作用が生じるものがある。例えば，イチョウはアスピリン，抗うつ剤，抗凝固薬と一緒に使用すると危険である。またハーブは鎮静剤と一緒に使用すると複合作用が生じて有害となる可能性がある（Rieff & Tippins, 2004）。代替治療の ADHD のマネージメントにおける効果については明確なエビデンスはない。またこれらの治療法を単独もしくは組み合わせて用いることは有害である可能性もあるため，これらの治療を使用する以上は十分な注意をしなければならない。

4.3 効果と予後

> 中枢刺激剤は ADHD の症状を低減するのに効果があるが，長期的効果についてはほとんど知られていない

中枢刺激剤は ADHD の症状や問題を少なくとも短時間は低減することが多くの研究で指摘されている。しかし，中枢刺激剤の効果を検討した臨床試験のほとんどは非常に短期間しか実施されておらず，対象は白色人種の少年が多くサンプルが均質である（Wilens et al., 2000b）。中枢刺激剤の効果を検討した研究において，長期的なフォローアップ研究はほとんどない。Charach ら（2004）は，ADHD と診断された 79 名の子どもに対する中枢刺激剤の効果を 5 年間にわたって追跡し，子どもが投薬を受けている間は中枢刺激剤による効果と副作用の両方が維持されていたことを明らかにした。プラセボコントロールを含む二重盲検法による臨床試験では，中枢刺激剤はプラセボよりも ADHD の子どもの注意や集中を高め，多動や衝動性を低減する効果が高いことを示した（Brown & La Rosa, 2002）。

中枢刺激剤は，短期記憶，覚醒状態，反応時間，言語的・非言語的情報の学習に関連するさまざまな課題において，有意に認知機能を改善することを実証した。中枢刺激剤によって機能が改善する領域には，転導性，抑制のコントロール，知覚–運動機能が含まれる。例えば，メチルフェニデートは ADHD の子どもの認知機能を高める（Kempton et al., 1999; Riordan et al., 1999）。また，メチルフェニデートを服用している子どもは，学習面の効率，生産性，注意力の評価がより高く（Dupaul & Rapport, 1993），認知課題における衝動的な反応が少なかった（Tannock et al., 1995）。中枢刺激剤は，子どもの短期的な学業達成を改善するが，長期的効果についてはまだ実証されていない（Bennett et al., 1999）。Brown ら（1997）は，中枢刺激剤は試験や標準化されたテストによって測定される学業達成よりも，学習の生産性や効率に効果があることを示唆している。一般に，中枢刺激剤は実行機能に関連する認知課題の測度において効果が見られる（レビューは Brown & Sammons, 2003 を参照のこと）。

4. 治療

　中枢刺激剤は対人関係にも影響する。Barkley (1998b) は，中枢刺激剤が親子関係，兄弟との関係の改善に寄与していることを報告した。また，行為の問題，ネガティブな発言，身体的攻撃を含む反社会的行動も低減していた (Hinshaw, 1991; Pelham, Aronoff, Midlam et al., 1999)。しかし，攻撃行動に対する中枢刺激剤の効果が見られない研究もあることも指摘しておかなければならない（例えば，Hinshaw et al., 1984; Matier et al., 1992)。中枢刺激剤は社会的やり取り (Wilens & Spencer, 1992)，仲間関係 (Brown & Sawyer, 1998)，コミュニケーションと反応 (Hinshaw et al., 1992) を改善することも示されている。中枢刺激剤は子どもの社会的機能の改善に関連しているが，ADHDの子どもの行動をADHDではない子どもの行動の水準まで高めることは少ない (Pfiffner et al., 2000)。

　中枢刺激剤は子どもの学級におけるルール順守にも効果が見られるようである (Barkley, 1990; Carlson et al., 1992)。しかし，すべての研究が一貫した結果を示しているわけではない。例えば，メチルフェニデートが教師によって評定された学級での行動を改善していることを明らかにした研究があるが，親によって観察された研究ではこれらの効果は見られなかった (Bukstein & Kolko, 1998; Schachar et al., 1997)。

　子どもに対するメチルフェニデートとdextroamphetamineの効果を検討した二重盲検法の研究において (Efron et al., 1997)，これらの中枢刺激剤はどちらもあらゆる測度でベースラインと比べて有意に改善が見られた。Jadadら (1999) は22の研究を検討し，ADHDの中核症状のマネージメントについてメチルフェニデートとdextroamphetamineに差は見られないことを指摘した。中枢刺激剤はターゲットとしているADHDの症状だけではなく，機能の障害も軽減することは非常に興味深い。Barkleyら (2005) は，薬物療法を受けたADHDの成人や青年は薬物療法を受けていない人よりも交通事故に遭う危険が有意に低いことを示唆するデータを提供している。

　副作用については薬物による違いはほとんどない。Efronら (1997) は，dextroamphetamineを服用している患者はメチルフェニデートを服用している患者にくらべて不眠症の評定得点が高くなることを報告したが，食欲障害についてはどちらの薬物も同様に評定されていたことを指摘している。メチルフェニデートとAdderallを比較した研究でも (Grcevich et al., 2001)，副作用については差が見られなかった。服用をやめると症状のリバウンド（多動や不注意が増加する）が見られる患者も多い。

　子どもでは30％までが，成人では50％もの人が，ADHDを対象とした中枢刺激剤による治療に反応しない (Brown, 2000)。本人や家族や臨床家が，どういった特徴をもったADHDの人が中枢刺激剤による治療に反応するのかを判断するのに役立つ，行動上もしくは診断上の予測因子は明らかになっていない。ある中枢刺激剤を投与された後もADHDの症状が低減しない人は，ほかの中枢刺激剤によく反応するかもしれない。しかし，どんな中枢刺激剤によっても症状が軽減しない人もいる。

　三環系抗うつ薬のADHDに対する効果を示した研究もある。desipramineの投与を受けた62名の臨床群の子どもや青年について，Biedermanら (1989) は臨床的にも行動面でも有意な改善が見られることを明らかにした。Wilens,

三環系抗うつ薬はADHDの治療に効果的であることが示されてきた

Biederman, Princeら（1996）は，41名のADHDの成人を含む対照臨床比較試験において，desipramineに効果が見られることを示した。モダフィニル（モディオダール）が子どもや（例えば，Biederman et al., 2005），成人（Turner et al., 2004）のどちらにおいてもADHDの症状の低減に効果が見られたことを示した研究もある。

Owensら（2003）は，子どもを対象としたADHD治療に対する反応を予測する変数を特定するためにMTA研究のデータを用いた。研究者は信頼性の高い予測因子を指摘していないが，治療への反応を弱める変数を明らかにした。これらの変数には親の抑うつ症状，ADHDの重症度，子どもの知的能力が含まれる。

Pistermanら（1989）は，ADHDの幼児とその親に対するトレーニングプログラムの効果を報告している。親同伴のトレーニングプログラムを実施した後，幼児はより従順になった。さらに，子どもに対する親の対応がより一貫性が高くなり，より指示的になり，従順な行動に対する正の強化が増加していた。Borら（2002）は，幼児の破壊的行動とADHDの症状を改善するためにデザインされた親トレーニングプログラムを開発した。この介入によって，養育スキルとコンピテンスが改善しただけでなく，親が子どもを直接観察して報告した行動問題が低減していた。

社会的スキル訓練の効果を実証した研究はわずかである。AntschelとRemer（2003）は8週間の社会的スキル訓練を受けた120名のADHDの子どもにおいて，自己報告の主張性が改善していた。しかし，社会的スキル訓練はその他の社会的適応に般化していなかった。

認知療法は成人のADHDに有効であることがわかっているが，小児や思春期には効果があるようにはみえない

Wilensら（1999）は，ADHDの成人に対して認知療法が有効であることを報告した。Hesslingerら（2002）は，認知行動的，弁証法的テクニックについての心理教育や教示などADHDの成人に対する介入について述べている。この介入は感情制御，衝動性のコントロール，ADHDと個人内，対人間の適応との関連をターゲットとしており，介入によってADHDに関連する症状と抑うつの症状が低減した。しかし，この介入は子どもに対しては効果が見られないようである。ADHDの子どもや青年に対する認知的アプローチを検討した研究は，認知療法は般化と維持が欠如しているため，この年齢のグループに特に有効であるとは言えないと指摘している（レビューはGittelman & Abikoff, 1989を参照のこと）。

近年，ADHDに対するコーチングの効果を検討した研究が進展している。Brown（2000）は，コーチングによる介入から得られたよい結果について逸話的報告をしている。他にも，コーチングに高い期待を寄せていたが介入結果に落胆したクライアントが記した臨床レポートもある。今後の研究ではコーチングによる介入が意義のある効果を提供するのかどうかを判断する必要がある。

無作為化比較試験において，ソフトウェアプログラムを用いたADHDに対する認知トレーニングは子どものADHDの症状を有意に改善していた（Klingberg et al., 2005）。このコンピュータープログラムはワーキングメモリをターゲットとしているが，親による報告では，トレーニング後に不注意や衝動性が改善していたことが示された。子どもや成人のADHDに対する治療にこのようなトレーニングプログラムを組み込むべきなのかどうかを明らかにする必要がある。

ADHDに対する代替治療も研究が行われている。Feingoldの食事法は当初非常

に人気があったが，対照研究ではADHDの子どものうち食用色素に対するアレルギーを持っているのはたった10％であり，食用色素を摂取しないことによって行動が改善したADHDの子どもは2％のみであった（Rieff & Tippins, 2004）。Feingoldの食事法について検討した研究の多くは，ほぼ同一に見える2つの食事を比較していた。参加者は食品添加物が含まれた条件なのか，含まれていない条件なのかを知らされていなかった。Conners（1980）はこれらの研究の結果を分析し，ごく一部の幼児を除いて食事に含まれる食品添加物の有無による有意差がないことを明らかにした。

　他にも研究が行われてきた代替療法があり，そのうちいくつかは有望な結果が示されている（Arnold, 2001）。ジメチルエタノールアミン（デアノール；DMAE）は，メチルフェニデートと同程度にターゲット行動を改善する可能性があることを示唆した有望な研究が1つあるが，さらに研究をする必要がある。多くの人がハーブや代替治療の効果について逸話的報告をしているが，それらの効果を明らかにする必要が残されている（Rieff & Tippings, 2004）。

4.4　さまざまな治療方法と組み合わせ

　向精神薬による治療と心理的介入の組み合わせは，ADHDの症状をマネージメントする方法として推奨されることが多い。例えば，Safrenら（2005）は，成人のADHDの症状と不安に関連する症状を低減するために認知行動療法を用いたところ，薬物療法単独よりも治療効果が高かった。しかし，子どもについては薬物療法と心理療法の組み合わせによる治療が薬物療法単独よりも効果が高いことを示す説得力のあるデータを提出していない研究もある。例えば，7歳から9歳のADHDの子ども103名に社会的スキル訓練を実施しメチルフェニデートを投与したAbikoffら（2004）の研究では，社会的スキル訓練が非常に効果的であるという結果は得られていない。また，社会的スキル訓練とメチルフェニデートを組み合わせた介入の情緒面や学業面に対する効果も見られなかった（Hechtman et al., 2004）。しかし，親訓練を導入した場合に薬物療法と心理社会的治療の組み合わせはより効果的になるようである。Tuttyら（2003）は，5歳から12歳の中枢刺激剤による薬物療法を受けている100名のADHDの子どもとその親に対する介入の効果を評価した。この介入プログラムは8週間にわたり行動と社会的スキルについての教示を行った。介入の後，介入群の親は介入を受けなかった統制群の親に比べて，子どものADHDの症状が少なくなり，養育の仕方が改善したと報告していた。

　米国国立精神衛生研究所（National Institute of Mental Health: NIMH）が助成して行われたADHDに対する多面的治療研究（Multimodal Treatment Study of Children with ADHD: MTA）では，ADHDに対する組み合わせ治療の効果について包括的なデータが示された（MTA Cooperative Group, 1999a, 1999b）。この研究では，米国とカナダの6つの大学のメディカルセンターにおいて，7歳から10歳の子ども579名の縦断的データが収集された。行動的介入，研究者によって処方された向精神薬による薬物療法，薬物療法と行動的介入の組み合わせ，介入を行わな

中枢刺激剤による薬物療法は，ADHDの症状を効果的に低減するが，長期的効果についてはほとんど知られていない

い地域における通常のケア（統制条件）の4つの介入の効果を比較した。

その結果，行動的介入と薬物療法の組み合わせは，行動的介入および地域における通常のケアよりも，ADHDの子どもや不安障害を併発しているADHDの子どもに対して効果が優れていることが明らかとなった。介入の効果は介入終了14カ月後も観察された。多面的治療は家族関係の問題，社会的スキルの欠如，反抗・挑戦的行動，学業面の遅れなど適応に関連する領域において，問題を軽減するのに最も効果的であった。

これらのデータに基づき，MTAの研究者たちは具体的なストレッサーにさらされている子どもや，ADHDと抑うつもしくは不安障害を併発している子どもに対しては多面的治療を実施することを強く推奨している（組み合わせ治療を受けた子どもは，薬物療法のみの治療を受けた子どもより中枢刺激剤の投与量が少なくて済んだことも特に注目に値する）。

多面的治療の結果，学校における行動と養育スキルも改善していることが報告された（Hinshaw et al., 2000）。この研究結果は，参加者の人口統計が均一でなかったにも関わらず，研究が行われた6カ所すべてで一貫していた。多面的治療は特に薬物療法のみでは効果が見られない子どもに対して有効であろう（Klein et al., 1997）。また，学習の問題や情緒障害を示す子どももおり，学校で教師がさらに取り組む必要のある問題が生じるかもしれない。

4.4.1 合併疾患

気分障害を併発している子どもは中枢刺激剤に反応しない

Spencerら（2000）は，気分障害とADHDを併発した子どもや青年に対する薬物療法の効果を検討した対照臨床試験がほとんどないことを指摘している。うつ病性障害に対して薬物を処方する医師は，一般に4種類の向精神薬から薬物を選択する。すなわち，3環系抗うつ薬（TCA），モノアミン酸化酵素阻害薬（MAOI）[訳注13]，選択的セロトニン再取り込み阻害薬（SSRI），非定型の抗うつ薬（例えばbupropion）である。双極性障害はリチウムや抗てんかん薬などの精神安定剤によって治療が行われることが多い。気分障害を併発している子どもは，中枢刺激剤によるADHDへの治療に反応しない可能性がある（Dupaul et al., 1994）。中枢刺激剤による薬物療法に対する反応を予測する際に，合併疾患に基づくタイプ分けをすることの重要性が過小評価されているため，これらの研究の知見は重要である。

多くの人はADHDは抑うつに比べると深刻ではないと考えるが，Spencerら（2000）は，ADHDは学業上，職業上，および社会的な適応を阻害する可能性があることを指摘している。これらの問題は生活における重要な領域において成功を楽しむことを阻害し，抑うつ症状を出現させてしまうかもしれない。Spencerらは中枢刺激剤と抗うつ薬を含む治療プログラムを推奨している。また，どちらの疾患もターゲットとなる抗うつ剤の種類を特定している。そのなかには三環系抗うつ薬，モノアミン酸化酵素阻害薬，bupropionを含む非定型の抗うつ薬がある。躁病とADHDを併発している人はリチウムに十分に反応しないというエビデンスもある（例えば，McElroy et al., 1992）。

2つの臨床試験（Findling, 1996; Gammon & Brown, 1993）は，抑うつとADHD

4．治　療

を併発している人に対して中枢刺激剤と SSRI の両方を投与することが効果的であることを報告した。ADHD の子どもと青年に対する desipramine の効果を検討した研究で，Biederman, Baldessarini, Wright ら（1993）は ADHD と抑うつ，不安もしくは素行障害を併発している子どもと ADHD のみの子どもで薬物に対する反応に差が見られなかったことを明らかにした。Spencer ら（1995）は ADHD の成人にメチルフェニデートが有効であることを示し，この効果は抑うつの生涯有病歴や家族の精神病歴とは独立していた。ADHD と抑うつ症状を示す人には，ADHD と関連する，もしくは ADHD によって生じる抑うつ症状に対応する心理療法が有効かもしれない。

　Tannock と Brown（2000）は，多くの親と教師が ADHD の症状を含む行動的症状に気がつくが，不安に関連する子どもの症状には気づかないことを指摘している。したがって，親や教師に心配や恐怖など不安に関連する症状が生じる可能性について心理教育を実施することが必要である。これらの問題は不注意や多動の問題よりも子どもの機能の問題として顕在化しやすい。このため，治療プランは ADHD に関連する症状だけではなく不安症状にも対応するように個人に合せて適切な方法を選ぶべきである。Tannnock と Brown（2000）は子ども，教師，親がそれぞれ，どの症状を最初のターゲットとするかを決定するのに参加し，その後に大きな問題となっていて機能を阻害している症状を解決するのに治療が有効か評価することを推奨している。

　ADHD の人が物質使用障害も抱えている場合，医療関係者は両方の障害に注意を向けなければならないが，最初は物質使用障害の治療を優先する必要がある（Wilens et al., 2000a）。物質使用障害が非常に深刻な場合は，リハビリ施設に入院する必要があるかもしれない。最終的に，治療は両方の障害を対象とし，それぞれの治療が影響しあうようにしなければならない。これらの障害の経過は予後に影響するかもしれない。一方の障害がもう一方の障害に悪影響を与えることもあるかもしれない（Wilens et al., 2000a）。ADHD は明らかに物質使用障害の発現リスクを高めると考えられる。ADHD の子どもが中枢刺激剤による薬物療法を受けている場合は，治療を受けていない子どもにくらべて成長後にアルコール嗜癖や薬物嗜癖になる可能性が低い（Wilens et al., 2003）。中枢刺激剤は依存が生じる可能性があるため，bupropion や三環系などの抗うつ剤が ADHD と物質使用障害が併発している青年や成人に推奨されることが多い（例えば，Sohkhah et al., 2005; Riggs, 1998）。しかし抗うつ薬も中枢刺激剤も物質使用や渇望状態を軽減するようである（例えば，Riggs, et al., 1996）。例えば，ADHD とコカイン依存の成人において，Levin ら（1999）はメチルフェニデートがコカインの渇望状態をかなり軽減したことを明らかにした。

　これまでの研究では，中枢刺激剤を用いた薬物療法と物質使用障害の増加傾向との関連は全く示唆されていない。しかし，中枢刺激剤による薬物療法は，特に青年や成人，家庭に物質を乱用している親や兄弟がいる子どもに処方する場合には，慎重に実施するべきである。洞察力のある実践家は，ADHD ではない人の間で中枢刺激剤が娯楽や学業のために使用されることがあるという事実を心にとめておくべきである。例えば，大学生を対象とした研究において，Hall ら（2005）は質問紙調査を実施し，202 名の女子学生のうち 11％，179 名の男子学生のうち

抗うつ薬は物質使用障害の成人や青年に推奨されることが多い。なぜなら中枢刺激剤は依存が生じる可能性があるからである

17％が，他人に処方された中枢刺激剤を違法に使用したことがあることを報告した。Wilens ら（2000a）はメチルフェニデートは amphetamine やメタンフェタミンにくらべると乱用される可能性は少ないことを指摘している。

ADHD と合併障害を示す人を対象とした治療は，認知，行動，情緒にそれぞれ異なる影響を与える。治療提供者は，行動的もしくは認知行動的介入，心理教育，薬物療法を含む治療方法の組み合わせを熟慮しなければならない。Tannock と Brown（2000）は，複数の薬物を処方する前に，まずメチルフェニデートや抗うつ薬などを単剤で投与し，反応が見られるかどうかを評価することを推奨している。メチルフェニデートは多くの人に有効であることが証明されているわけではないため，Tannock と Brown（2000）は抗うつ薬（例えば，三環系抗うつ薬）など他の種類の薬物療法に変更する前に dextroamphetamine など他の中枢刺激剤を試すことを提案している。MTA 研究のデータは，ADD のみの子どもだけでなく ADHD と不安障害を併発している子ども（ODD や CD は併発していない）も，中枢刺激剤と行動療法の両方に反応することを示した（Jensen et al., 2001）。Newcorn と Halperin（2000）は，反抗的行動や攻撃性を示す ADHD の子どもに対する薬物療法や心理社会的治療の効果についての実証的研究は不足していることを指摘している。この領域の臨床試験がさらに必要である。

Comings（2000）は，ADHD とチックが併発している場合のマネージメントにクロニジンを推奨し，中枢刺激剤とクロニジンの両方を処方することが有効である可能性を報告している。さらに，イミプラミンや desipramine などの三環系抗うつ薬は ADHD とトゥレット障害を併発している子どもに有効かもしれない。ADHD とトゥレット障害を併発している子どものチックを引き起こしたり悪化させたりする中枢刺激剤とは異なり，三環系抗うつ薬はトゥレット障害の急性発症や悪化を引き起こすリスクはない（Robertson & Eapen, 1992）。トゥレット障害の人に対してメチルフェニデートの投与を導入する前にさらに研究を行う必要があるが，高用量のメチルフェニデートはチックを低減することを指摘した研究もあることに注目するべきである（Gadow et al., 1992）。

Brown（2000）は，強迫性障害の子どもに対する薬物療法の研究の多くが，選択的セロトニン再取り込み阻害薬（SSRI）の効果を実証してきたことを指摘している。しかし，SSRI は ADHD に関連する認知面の機能不全に対する効果は示されていない。逆に ADHD に関連する認知面の機能不全を改善する効果が明らかにされている中枢刺激剤は，強迫性障害の治療には効果がない。ADHD と強迫性障害の両方をターゲットにするという目的で，SSRI と中枢刺激剤を組み合わせることを最初の段階から試してみるのが適切かもしれないが，強迫性障害と ADHD の両方を示す人に対するこれらの薬物の組み合わせの効果を検討した治験はない。複数の薬物を使用する前に，薬物の組み合わせによる効果を検討した研究をさらに積み重ねる必要がある。

中枢刺激剤による薬物療法は ADHD と不安障害を併発している子どもには効果がないかもしれない（Tannock & Brown, 2000）。ADHD に関連する研究は，不安が存在することによって薬物療法の効果が減衰することを強調してきた。例えば，メチルフェニデートは不安障害のない ADHD の子どものワーキングメモリの遂行を増加させるが，ADHD と不安障害を両方示す子どものワーキングメモリ

は改善しないことを指摘した研究がある。不安はADHDの人が経験する認知の問題を悪化させる可能性があるため，ADHDと不安障害を両方示す人に対する適切な介入方法を見つけることが特に重要である。

　ADHDと不安障害を両方示す子どもは，中枢刺激剤の副作用をより経験するかもしれない (Ickowicz et al., 1992)。しかし，ADHDの人および不安障害を併発したADHDの人に対して中枢刺激剤を使用した研究の結果は一貫していない。例えば，ADHDの人とADHDと不安障害が併発している人に対して中枢刺激剤による薬物療法を実施したところ，行動面での反応や副作用に差が見られなかったことを示した研究がいくつかある（例えば，Diamond, et al., 1999)。TannockとBrown (2000) は，クロニジンはその物理的特性のために不安障害とADHDを併発している人に有効であると考えられるが，これらの人に対するクロニジンの効果を系統的に検討した治験はないと注意を呼びかけている。Tannockは，ADHDと不安障害を両方示す人の行動的症状や情緒的症状をターゲットとして薬物の効果を検討した研究はないことを指摘している。したがって，現時点では薬物療法と心理療法の組み合わせが治療の選択肢として最も適切であると考えられる。

　ADHDと学習障害を併発している人に対しては，包括的なアプローチと，抗精神病薬や心理教育などを含むいくつかのアプローチが有効である。子どもの場合は，ADHDと学習障害の両方をターゲットとした調整や方略を立案・実施する個別教育支援計画（IEP）も有効である。薬物療法はADHDと学習障害を併発している子どもに多く使用されている。中枢刺激剤は学業の生産性を増加させることを示されてきた（例えば，Elia et al., 1993; Pelham, 1993)。しかし，中枢刺激剤が学習障害の根底にある認知プロセスにどのように作用しているかは明確になっていない。中枢刺激剤は，計算力，情報検索や単語の再認を向上させる。中枢刺激剤による薬物療法は認知プロセスを全体的に高めると考えられるが (Tannock & Brown, 2000)，学業達成に対する特異的な効果は実証されていない。TannockとBrownは，中枢刺激剤がADHDと学習障害の両方を示す人に有効であったとしても，その効果はたいていの場合不十分であることを指摘している。ADHDと学習障害の両方を示す子どもに対しては，学校の中での対応だけではなく学校の外でも介入を補ってゆくべきである。例えば，オーディオ化もしくはビデオ化された本や授業，コンピュータを用いた教示，親によるチュータリングやつきそいを利用した学習や宿題の完成や管理，カウンセリングなどがある。コンピュータを用いたトレーニングは特に表出言語に困難を抱えている学習障害の人に有効である。子どもに早期にキーボードのスキルやソフトウェアの使用を指導しておくと，これらのスキルが向上して子どもの教育や将来の就職を通して重要なツールとなる可能性がある。オーディオ化もしくはビデオ化された教材も，読みの問題を抱えている子どもが文字情報を理解する助けとなる。Murphy (2005) はさらに，毎日のスケジュール，やることリスト，通常とは異なる仕事や活動のリマインダーを利用できる携帯情報端末（PDA）を推奨している。これらの介入の重要性を実証した研究は存在していないが，セラピストは患者を対象に行ったこれらの実践が大きな助けとなったことを指摘している (Tannock & Brown, 2000)。

　学習障害とADHDを併発している子どもは，学業面での要求に応えようとして出合う困難の結果，自尊感情や深刻なストレスの問題を抱えることが多い。ま

た，障害のことを理解していない親や教師，仲間との不和も経験する。将来の計画を立て始める高校生の間にこれらのストレスは大きくなってゆく。親もこのストレスを経験することがあり，親が子どもの宿題，勉強，生活管理の問題を助けることもあれば，悪化させることもある。子どもと親がカウンセラーや障害のことを理解しているアドバイザーと自分たちの心配について話し合うこともできるし，支援や助言を求めることもできる。これらの障害によって生じる対人間，個人内の問題に対応するために心理療法が有効であることが多く，子どもや親が現実的な希望や対処方法を身につける助けとなる（Tannock & Brown, 2000）。

子どもや青年がADHDと反抗挑戦性障害（ODD）を合併していると診断された場合には，包括的な治療アプローチが必要となる。Mannuzzaら（1993）は，ADHDの症状が青年期や成人期になっても残っている場合，素行障害に発展する深刻なリスク要因となりうることを指摘した。さらに，反社会性パーソナリティ障害の特徴を持つADHDの子どもは物質使用のリスクが高い。これらの理由から，反社会的な行動を示すADHDの子どもに対して早期介入を実施することは特に重要である（Newcorn & Halperin, 2000）。反抗挑戦性障害や素行障害の青年，特に目に見えるADHD症状が少ない女子において，セラピストがADHDのサインを見逃す可能性があるため，詳細なアセスメントを実施する必要がある。

ADHDとODDの両方を示す子どもは，中枢刺激剤や抗うつ剤に非常によく反応する。心理社会的治療は，どちらの障害も関係している衝動性をターゲットとし，有効な行動目標や代替行動を提供する。これらの障害を示す子どもの多くは外在化障害の問題と内在化障害の問題の両方を抱えている。したがって，セラピストは治療が広い範囲の症状に対応しているかどうかを確認する必要がある（Newcorn & Halperin, 2000）。

メチルフェニデートによる治療はADHDと攻撃性を併せ持つ子どもにも，ADHDのみの子どもと同程度に有効であると考えられる（Barkley, 1989; Klorman et al., 1998）。ADHDと反抗挑戦性障害を示す子どもは，fluoxetine（Prozac）とメチルフェニデートの組み合わせが有効であることを示唆した研究がいくつかある（Gammon & Brown, 1993）。しかし他の研究では（Constantino et al., 1997），SSRIが攻撃性を示す子どもの問題行動を悪化させることを指摘している。子どもの攻撃性に対するリチウムの効果を検討した研究者もいるが，ADHDと攻撃性の合併に対するリチウムの効果を支持するデータはない（Newcorn & Halperin, 2000）。同様に，ADHDと攻撃性を併せ持つ子どもに対する心理療法の効果を検討した研究もほとんど見られない。治療には通常，親訓練，日々の行動観察とセルフ・モニタリングといった認知行動的テクニックが用いられている。

4.5 治療を実施する際の問題点

中枢刺激剤は子どもの成長を妨げる可能性があるので，服用する際には体重と身長を入念に確認する必要がある

中枢刺激剤は多くの人に効果が見られるが，副作用が生じることも多い。患者は神経過敏，不眠，食欲不振，体重減少，頭痛を報告するかもしれない。子どもの場合，中枢刺激剤が正常な成長を妨げるというエビデンスが存在している。したがって，中枢刺激剤を投与する際には子どもの身長と体重を入念に確認する必

要がある。薬物の効果が減衰し始めると，イライラや抑うつを経験する患者もいる。副作用については情報提供者によって異なる情報が報告されるが，最も役に立つ情報を提供するのは親であることが多いことが研究で明らかにされている（DuPaul, 1991）。

ADHDに対する薬物のなかには，健康上のリスクを持つものもある。ペモリンは肝機能不全と関係しているため，ADHDの治療には推奨されていない。Adderallを服用することで脳卒中や死に至るという報告が1つ提出されたのを受けて，Adderallは2005年カナダにおいて数カ月販売が中止されたが，Adderallの危険性や他の中枢刺激剤よりも副作用が大きいことを示す明確なエビデンスが欠如していることから販売が再開された。6歳以下の子どもに対する中枢刺激剤の長期的効果は明らかにされていないため，6歳以下の幼児に中枢刺激剤を処方する場合には十分に注意する必要がある。さらに，6歳以下の幼児は年長の子どもに比べてより多くの副作用を経験する可能性が高い。Barkley（1990）は，5歳の子どもでは中枢刺激剤の効果は低減すること，5歳未満の段階では十分に発達していない前頭葉が薬物のターゲットとなっていることから，4歳以下の幼児に中枢刺激剤を処方しないよう提言している。また，この年齢の子どもは中枢刺激剤を代謝し分泌する生理学的システムが十分に発達していない（Barkley, 1989）。中枢刺激剤が胎児に有害である可能性があるため，出産適齢期の女性に対して中枢刺激剤を処方する場合には最大限の注意を払う必要がある。

アトモキセチン（ストラテラ）は，嘔吐，胃腸障害，めまい，頭痛，気分の変動，体重減少，性機能不全，暴力的行動，イライラ，疲労，便秘，生理痛，発熱，悪寒，ほてり，発汗，筋肉痛など多くの副作用が生じる可能性が高い（National Institute of Health, 2005）。さらに，アトモキセチンの投与と自殺のリスクの増加に関連があることを報告した研究もある。現在，製薬会社はこれらのリスクを文書に明記しており，ADHDの人にアトモキセチンを処方する人物がこのリスクを充分に考慮する必要がある。

三環系抗うつ薬（TCA）を服用している人は，疲労，体重増加，便秘，口渇，性機能不全などの副作用を経験するかもしれない。

desipramineを服用した子どもが突然死したという報告もある（Biederman et al., 1995）。三環系抗うつ薬による治療は成人や子どもにおける心拍数および心臓伝導障害の小さいが有意な増加と関連があることを示した研究や（Wilens, Biederman, Baldessarini et al., 1996），突然死が三環系抗うつ薬の心臓に対する作用に関連していることを報告した研究もある（例えば，Riddle et al., 1991）。Wilensら（2000b）は，ベースライン期，三環系抗うつ薬による治療期，フォローアップ期に心電図を用いて三環系抗うつ薬が心臓活動にどの程度影響しているかモニターすることを推奨している。

Maら（2005）は，米国食品医薬品局（FDA）が承認していない抗うつ薬が子どもや青年に処方されるケースがよく見られることを指摘している。18歳以下の子どもに処方することが承認されているSSRIはfluoxetine（Prozac）のみである。さらに，抗うつ薬は子どもと成人の両方で自殺のリスクを増加させる（Healy & Aldred, 2005）。したがって，これらの薬物を子どもや青年に処方する際には最大限の注意を払い，その効果を慎重にモニターしなければならない。

患者の治療に対するコンプライアンスが低いのはよく見られ，治療の妨げとなる可能性がある

治療を進めて行く上で最も大きな障害となるのは，患者のコンプライアンスが低いことである。Stine（1994）は文献を検討し，治療開始後6カ月から9カ月に治療に対するコンプライアンスを示していたADHDの成人や子どもは50％以下であったことを明らかにした。ニューヨーク郡で子どもにメチルフェニデートを処方したあらゆる記録を1年以上にわたり調査した研究において，ShermanとHertzig（1991）はメチルフェニデートが処方された子どもの半数以上（52％）が1年に1回のみの処方であったことを報告した。このように治療に対するコンプライアンスが続くのは1カ月と考えられる。専門家は個人個人およびその家族のコンプライアンスに関する問題を評価する必要がある。治療プランに賛成しない家族がいて，反対意見を言うことでADHDに対するマネージメントの一貫性が損なわれるのはよくあることである。このようなダイナミクスについて治療開始時に評価すると，コンプライアンスが大きく改善するかもしれない。

薬物療法に関連する副作用のマネージメントにいくつかの要因が影響する。投与量や薬物を変更すると副作用が改善することがある。中枢刺激剤による薬物療法を受けている人によく見られる食欲不振を改善するために，朝食前および夕食後に薬物を服用することが提言されている（Silver, 1992）。中枢刺激剤（その他の薬物であっても）服用のコンプライアンスを妨げるもう1つの要因は経済力である。どういった種類の薬物が処方されるか，1日に何錠服用するのか，何回再処方が必要なのかによって，向精神薬による介入は経済的負担となる可能性がある。1種類の中枢刺激剤では反応せず，他の中枢刺激剤が有効である場合も多い。親と教師は薬物療法によって観察された効果を過度に重視して，子どもが苦しんでいる不愉快な経験を見逃してしまうことがある。したがって，薬物療法の効果と副作用を慎重にモニターすることが不可欠である。

薬物療法を考慮する際には，ADHDを正確にアセスメントすることが最も重要である。例えば，Wilensら（2000b）は，学習障害は向精神薬によって改善しないことを指摘している。他にも，虐待を受ける環境にいる子どもは，そのような環境に関連するストレッサーに対処する方略として注意や集中の問題を継続的に示すことがある。向精神薬の使用を勧める前に，鑑別診断ができるように包括的な評価をすることが絶対に必要となる。

4. 治 療

要 約

　ADHDの人に対してさまざまな治療が利用可能である。ADHDの人とその家族は，どの治療アプローチがそれぞれのニーズに最も合うのかを決定するために，利用可能な選択肢についての情報を提供されなければならない。ADHDに対する中枢刺激剤の効果を実証した研究が数多くあるが，これらの薬物療法は必ずADHDの子どもや成人の適応（例えば，学業達成，対人関係）を改善するものではない。心理社会的治療，特に行動療法は実証的に裏づけられている。特に認知行動的テクニックによって成人の患者がADHDの症状に対処する能力を高め，新しい認知的，行動的方略を獲得できる。年少の子どもでは，親訓練を含めた場合に心理社会的介入が最も効果的である。学齢期の子どもは，家庭や教室場面で実施される行動的アプローチが効果的であることが示されてきた。

　心理社会的介入と薬物療法の組み合わせが最も効果的であることが多いが，すべての実証的研究においてこの結果が提出されているわけではない（MTA Cooperative Group, 2004）。組み合わせ治療は親や教師のADHDに対する受容と治療へのコンプライアンスを高めるだろう。最も重要なのは，中枢刺激剤と心理社会的介入の統合は，中枢刺激剤による薬物療法単独よりも望ましい変化を達成するのに必要な薬物の投与量が少なくて済むという点である（Carlson et al., 1992）。ADHDの患者はいくつかの心理的もしくは専門的介入が効果的であると報告しているが，これらのアプローチのどの要素が最も治療効果があるのかを明らかにするためにさらに研究を行う必要がある。

訳注3）2014年現在，日本でADHDの治療薬として厚生労働省が承認しているのは，以下の通りである。
- メチルフェニデート塩酸塩徐放錠（商品名：コンサータ）：効能・効果は注意欠如／多動性障害（AD/HD）。
- アトモキセチン塩酸塩（商品名：ストラテラ）：効能・効果は注意欠陥／多動性障害（AD/HD）。

訳注4）日本では，リタリンの効能・効果はナルコレプシーである。

訳注5）日本では，dextroamphetamineとamphetamineは覚せい剤取締法で覚せい剤に指定されている。

訳注6）日本では，ベタナミンとして発売されている。うつ病とナルコレプシーを適応とする処方薬である。

訳注7）日本では，商品名モディオダールとしてナルコレプシーを適応症として処方されている。

訳注8）Pamelor（商品名）一般名 nortriptyline。日本ではノリトレンの商品名で使用されている。

訳注9）日本では，Norpramine，Wellbutrinは承認されていない。

訳注10）内在化障害（Internalizing Disorders）は気分障害，不安症，および摂食障害を含む。外在化障害（Externalizing Disorders）は発達障害，物質関連障害，および人格障害を含む。

訳注11）MTA研究については，「4.1.3　薬物療法と行動的介入の組み合わせ」の第2段落を参照のこと。

訳注12）2014年現在，日本でデアノール，メラトニン，カバを含む食品を販売することは認められていない。

訳注13）日本では，モノアミン酸化酵素阻害薬はパーキンソン病の治療に用いられている。

5 症例スケッチ

症例1：エミリア

　エミリアは10歳のヒスパニック系の女の子であり，叔母のアンナと一緒に精神保健センターにやってきた。アンナはエミリアの法的な保護者で，エミリアが学校についていけないことを心配していた。教師はエミリアがADHDかもしれないと指摘していた。

　エミリアを生まれた時から育てていた叔母によると，エミリアの母親は妊娠中に薬物とアルコールを乱用し，エミリアは早産で生まれた。エミリアは夜泣きをし，食事を与えるのが難しかったが，幼児期に中耳炎に何度かかかった以外は大きな問題もなく健康に成長していた。その後彼女はエネルギーが途切れず，学校で多くのスポーツを楽しむ社交的な子どもに成長した。

　幼稚園に入園すると，エミリアは課題や遊びで注意を持続することが難しく，彼女を担当した教師は皆同じ所見を述べていた。6歳の時に簡単な単語を読むことができなかったが，小学校では読みの進度に問題は見られなかった。学校はエミリアにアセスメントや個別の対応を実施していなかったが，アンナはエミリアの学校での課題を構造化したり，家庭教師を頼んだりしてエミリアを支援してきた。

　最近エミリアはアンナにどうして母親と一緒に住むことができないのかと聞くようになった。アンナはエミリアの母親は高校を中退して，法的トラブルをたびたび起こし，仕事を続けることができていなかったと話した。今母親がどこに住んでいるのか誰も知らなかった。最近，エミリアは寝つきが悪く朝起きることが難しくなっている。エミリアは食欲がなく，お腹がすいていないと訴えていた。自殺念慮はないと言っていた。去年までは平均的な成績だったが，いくつかの授業を落とし始めていた。

　身体検査で，エミリアの身長と体重，頭囲が65パーセンタイルであることがわかった。バイタルサイン，視力検査，聴力検査の結果は問題がなく，身体的な形態異常も見られなかった。皮膚に関しては，ピアスをしている程度であった。神経学的検査の結果も正常であった。エミリアは発語に問題はなく，積極的に質問に答えていた。

　次にアンナがエミリアを相談に連れてきた時に，ヴァンダービルト評価尺度（Vanderbilt Rating Scales），学校の記録，学校での課題，心理学的評価を確認した。これらの記録を検討した後，エミリアはADHD-1Aの基準を満たし，アンナによる評定で不安と抑うつが見られると判断された。教師評定では，エミリアはADHDの基準を満たしていなかったが，不安と抑うつの基準は満たしていた。

　エミリアの教師と話をした後，年齢と民族的背景を考慮した上で，エミリアがADHD-1Aであると判断された。ヴァンダービルト評価尺度の結果から抑うつも

疑われた。エミリアと話をして，自殺関連事象は活性化していないと判断された。さらに，ADHDに見られる抑うつ症状のいくつかは，薬物療法や学校での成績が改善することによって減少することが知られている。アンナとエミリアと相談した上で，ADHDに対する薬物療法を開始し，抑うつは経過を見ることが決まった。

　エミリアには読みの問題が見られたため，学校で個別教育支援計画（IEP）のためのアセスメントが始まった。さらにIEPの手続きの一部として学校心理士が評価を行い，エミリアには読み障害があるが彼女の高い知能と叔母の助けでカバーしていることが明らかとなった。また，学校心理士はADHDに対する薬物療法を行って学校での成績が改善しているにも関わらず抑うつ症状が悪化していることを報告し，抑うつに対する治療の必要性を指摘した。薬物療法を開始した後，エミリアの学校での成績が改善したものの，抑うつ症状の低減が見られなかったため，抑うつに対する治療をするべきだと判断された。エミリアの叔母はこれらの問題が早く発見されなかったことに動揺していた。

　エミリアの経過は多くのADHDのケースで典型的に見られる。彼女には抑うつの兆候がみられるが，抑うつ症状によって深刻に生活が障害されていることはなかった。ADHDを治療している間に抑うつ症状の経過を追いかけ，抑うつ症状が改善しない場合に抑うつに対する治療を実施するという判断は適切であった。簡単な単語の読みの遅れなど，他の子どもと比べるとエミリアは学習上の問題を持っていた。エミリアが学校での支援が必要となる学習障害を持っているかどうかは明らかではなかった。一般に，発達の遅れ（幼児期の発話や言語の問題，音声認識の遅れ，読みスキル獲得の遅れを含む）が見られる場合は，包括的な心理学的検査が必要となる。すべての教科で学校での成績にむらが見られるのはADHDに典型的に見られる一方，特定の教科で成績が悪かったりむらが見られたりする場合は学習障害が疑われる。特別支援教育の専門家あるいは心理アセスメントに精通した臨床医や臨床心理士が学校場面において，読み，書き，算数，スペリング，聴覚や視覚のプロセス，短期記憶を含む学習のアセスメントを実施するべきである。

症例2：アンドリア

　アンドリアは19歳の白人女性で，大学1年生の2学期を過ごしていた。授業の勉強に多くの時間を費やしていたが，アンドリアは中間試験で2つの科学の授業の単位を落としていた。彼女は自分の学業の困難について話し合うために，大学のカウンセリングセンターの予約をした。アンドリアは生物学に興味を持っており，医療関係の仕事に就くことを考えていたが，化学と生物のクラスで苦労して自分の専攻と就職の計画を変えた方がいいのかどうか悩んでいた。アンドリアの社会生活は活発だが，学業や社会的なプレッシャーに耐えることに苦痛を感じていると説明していた。

　小学校，中学校，高校の時，アンドリアは勉強や宿題に多くの時間を割かなくても簡単によい成績をとることができていた。授業の間によく気が散ったり空想にふけったりして，聞き逃した教材や指示についてクラスの友人に確認する必要

がたびたびあった。しかしアンドリアは，特定の指示や手続きのある実験をする授業ではよく課題をこなすことができ，科学的なメカニズムやプロセスに関して直観力があったと説明した。彼女は「実地体験」をする活動が好きだったが，読みに困難を覚えることがたびたびあった。国語のクラスで小説を読む課題が出されると，本の中身を視覚的に見ることのできる映画を借りることができたらいいのにといつも思っていた。アンドリアは映画を見た後だと，小説の読みや文章を覚えることがより簡単になることに気づいた。これらの学業上の問題以外は特に困難を覚えることはなかったが，片づけは苦手であった。重要な書類を保管しておくことが難しく，洋服や他の物をなくすことも多かった。

アンドリアは大学の1学期に高校よりも苦労が多いことに気がつき，自分の学業成績に失望していた。しかし，最初の学期の間は1年生のためのゼミに出席して，個人に目が行き届いていたためとても助けになったと彼女は言っていた。現在の学期になって，2つの大きな授業と2つの小さなゼミに登録した。授業内容はテキストに載っていたものの，授業で集中を維持したり適切にノートをとったりすることができなかった。実験の時間は自信があり，レポートでも高い成績をとっていたが，彼女の学年ではよく実施される多肢選択式のテストで正解することができなかった。アンドリアはテストに出た内容を理解していたのにその場で思い出すことができなかったことに腹を立てていた。

また，アンドリアは自分の社会生活と勉強のバランスを保つことに困難を感じており，学業成績の低下が自分のアイデンティティに影響していることを強調していた。高校では一緒に遊ぶ友人がいるグループにいた。大学の寮や授業で新しい友だちが何人かできたが，彼女が企画したイベントを忘れてしまうことに気がついた。学校の課題のためにイベントを忘れたりキャンセルしたりすることが時々あったが，自分の学業困難にイライラして友達と過ごす時間を増やし，そのことが気分転換になっていると言っていた。また，自分が「落ちこぼれのような」気持ちになり，自分の学生としての自信が深刻に傷ついたと説明していた。

アンドリアの友人の1人がADHDであり，中枢刺激剤を服用していた。この友人がアンドリアに薬を勧めて，化学の授業の前に服用してみた。アンドリアは自分の集中と授業の理解がいつもよりよくなったことに気がついた。アンドリアはADHDが自分の困難を引き起こしているのではないかと考えた。彼女がカウンセリングセンターに来た目的は，ADHDの評価と薬物療法が役立つかどうかを判断してもらうことだった。

大学のカウンセリングセンターで，アンドリアはブラウンADHD尺度と面接，WAIS-Ⅲ，注意変動検査を含むADHDのアセスメントを受けた。アンドリアの母親は電話で彼女の子どもの頃の行動について情報を提供した。また母親はアンドリアの症状についてのチェックリストに回答し，学校がカウンセリングセンターに送った報告書をいくつかファックスしてくれた。アンドリアの母親と高校の教師は，彼女は整理整頓の困難があり簡単に気がそれることに気がついていた。アンドリア自身もブラウンADHD尺度に基づく面接でこれらの問題に気がついており，自分でも述べていた。彼女のTOVAとWAIS-Ⅲの得点はADHDの特徴と一致していた。アセスメントの後アンドリアは精神科医にリファーされ，注意の問題に対してAdderallが処方された。また大学の保健センターで，成績に対する失

望やアイデンティティへの影響をターゲットとした3回のカウンセリングを受けた。カウンセリングを通して，彼女は生物と化学の授業の自習グループを作る自信を得て，これらの授業の成績が改善した。

アンドリアのケースは，高校まで上手くいっていたものの大学で課題や交友関係が増える大学1年生によくある典型例である。高校のレベルはさまざまで，多くの学生は最低限の教育水準で大学に入学してくる。高校ではうまく適応していたADHDの人が，大学で勉強の習慣や対処を拡大する時に困難を示す場合がある。このタイプの学生は大学に入るまでADHDの診断を受けていないことが多いが，心理社会的介入や薬物療法が役に立つだろう。

症例3：ピーター

ピーターは34歳のアフリカ系の米国人男性で，ソフトウェア開発会社に勤めている。彼は自分がADHDであると言っており，注意と集中の困難によって自分の学校での成績は深刻に低下していたと信じていた。また，自分は「落ち着きがなく」，長い時間座っていることができないとのことであった。ピーターが9年生の時にADHDと診断されるまで，彼の両親はやる気や努力が足りないと彼を繰り返しせっかんしていた。ピーターは9年生の時に中枢刺激剤を服用し始めて薬が不注意の症状に効いていることがわかったが，衝動性のコントロールについては困難を抱えたままだった。彼は大学でも薬物を服用し続けていたが，大学で必要だった長時間の注意集中は職場では必要なかったため，卒業後は服用をやめていた。

ピーターは6年間同じ会社に勤めていた。今の会社に勤め始めた時，会社は創業したばかりだった。ピーターの仕事は，ソフトウェアの構造や枠組みの作成，会社の製品の検査，新しいバージョンのソフトウェアの開発，定期的なソフトウェアのバックアップ，自動展開するためのスクリプトの作成，ユーザインターフェイスの作成など多岐にわたっていた。同僚は4人だけで，ピーターの役割は柔軟に変わり，「何足ものわらじをはいていた」。彼は自分の仕事の多様性を楽しんでおり，同僚とも継続的にやり取りをしていた。ピーターは自分のアイディアや興味に応じて仕事を切り替えることができた。会社は大きく成功し，ピーターは自信を持っていて，自分の仕事に誇りを感じていた。

会社が大きくなると，ピーターの仕事はより専門的になった。彼はある特定の領域のマネージャーになった。彼の新しい仕事は，現在販売しているソフトウェアに「バグ」がないかどうかを確認することに絞られていた。

ピーターは仕事に退屈し始め，集中が続かなくなっていることに気がついた。また，1日に何度も休憩をとっていることにも気がついた。さらに，ピーターは自分に割り当てられていないプロジェクトの支援に入ることができなかった。彼の同僚の多くは，彼のおせっかいなフィードバックに感謝していたが，感謝していない同僚もいた。また，彼の部署で通常の彼の仕事量をこなすことができていなかった。ピーターはある程度ADHDが今の自分の問題と関連しているであろうことに気がついていたが，自分はだらしがなく，出世もできないと思い始め，

子どもの頃に言われた自分についてのネガティブなメッセージを再体験していた。さらに気分が落ち込み始め，ガールフレンドや友だち，家族と過ごす時間にも興味がなくなった。

　ピーターは自分の抑うつ気分に対処し，ADHDに対する薬物療法を再開するかどうかを話し合うために心理療法の予約をした。アセスメントとして，WAIS-Ⅲや連続遂行課題が実施された。ピーターの同僚や上司との関係，さまざまな仕事への満足度，興味や目標などを含め，仕事についての面接も行われた。その結果，ピーターはADHDと関連する神経心理学的特徴が多く見られた。彼の回答から，ピーターは責任の範囲が複数の領域にわたっていてそれらの領域を統合するような場面で高い能力を示すことが明らかとなった。また，彼は常に挑戦がある目新しい仕事を楽しんでいた。

　ピーターの心理療法では，仕事上の立場，認知的に得意な面と苦手な面，私生活との間の相互の関連を探っていった。彼は徐々に会社でかつてのように働き，仕事に対する興味や満足を感じることができるようになり，抑うつ症状が緩和していった。

6 参考図書

Barkley, R. A. (1997). *ADHD and the nature of self-control*. New York: Guilford.
　本書はADHDの病因と発現に関する研究を包括的に概観している。特に，実行機能と行動抑制が心理的機能と行動に与える影響について検討している。ADHDの認知的要因を主に扱っているが，社会性の問題や臨床に関する問題について書かれている章もある。

Barkley, R. A. (2005). *Taking charge of ADHD: The complete, authoritative guide for parents*. New York: Guilford. 邦訳：海輪由香子訳，山田寛監修『バークレー先生のADHDのすべて』（ヴィオス，2000）
　本書はADHDと最も効果的な治療アプローチについて最新の研究をまとめている。特に，科学的研究に基づく治療を実施する必要性を説明するのに有効である。また，両親がそれまで持っていたADHDについての信念や意見を検討するように促す際にも役に立つ。情報が明確に提示されており，具体的に示唆や支援方法も盛り込まれている。親向けに書かれているが，患者本人や臨床家にとっても参考となる本である。

Brown, T. E. (Ed.). (2000). *Attention deficit disorders and comorbidities in children, adolescents, and adults*. Washington, DC: American Psychiatric Press, Inc.
　本書はADHDの研究を牽引する研究者たちが，ADHDの病因，診断，治療と，発現，経過，併存障害についての章を執筆している。ADHDと併存する情動障害，不安，学習障害，素行障害や反抗挑戦性障害について書かれているほか，薬物療法やさまざまな年齢におけるADHDの症状などといったテーマも扱っている。

Rieff, M. I., & Tippins, S. (2004). *ADHD: A complete and authoritative guide*. Oak Grove Village, IL: American Association of Pediatorics.
　本書はADHDの子どもと親を主な対象としており，ADHDを理解し治療の選択をする際に両親や患者本人が直面する問題が簡潔にまとめられている。また，ADHDの歴史的経緯や治療の代替となるアプローチについても議論されている。

Weiss, M., Hectman, L. T., & Weiss, G. (1999). *ADHD in adulthood: A guide to current theory, diagnosis, and treatment*. Baltimore, MD: The Johns Hopkins University Press.
　本書は成人のADHDに対するアプローチについて主な情報源となっている。ADHDが大人にどのような影響を与えるのか，キャリアや人間関係への影響も含めて理解するのに役立つ。治療についても詳しく論じられており，心理療法的治療過程についての詳細な考察や，薬物によるマネージメントについての示唆も盛り込まれている。

7 文 献

Abikoff, H., Hechtman, L., Klein, R. G., Gallagher, R., Fleiss, K., Etcovitch, J., et al. (2004). Social functioning in children with ADHD treated with long-term methylphenidate and multimodal psychosocial treatment. *Journal of the American Academy of Child and Adolescent Psychiatry, 43*(7), 820–829.

Achenbach, T. M., Howell, C. T., McConaughy, S. H., & Stanger, C. (1995). Six-year predictors of problems in a national sample, III: Transitions to adult syndromes. *Journal of the American Academy of Child and Adolescent Psychiatry, 34*, 658–669.

Adler, L. A. (2004). Clinical presentations with adult patients with ADHD. *Journal of Clinical Psychiatry, 64*(Suppl. 3), 8–11.

American Academy of Pediatrics. (2000). Clinical practice guideline: Diagnosis and evaluation of a child with attention-deficit/hyperactivity disorder. *Pediatrics, 105*, 1158–1170.

American Psychiatric Association. (2000). *Diagnostic and statistical manual of mental disorders* (4th ed., text revision). Washington, DC: Author.

Anastopoulos, A., Shelton, T., & Barkley, R. A. (2005). Family-based psychosocial treatments for children and adolescents with attention-deficit/hyperactivity disorder. In E. D. Hibbs & P. S. Jensen (Eds.), *Psychosocial treatments for child and adolescent disorders: Empirically based strategies for clinical practice* (pp. 327–350). Washington, DC: American Psychological Association.

Anastopoulos, A. D., Shelton, T. L., DuPaul, G. J., & Guevremont, D. C. (1993). Parent training for attention-deficit/hyperactivity disorder: Its impact on parent functioning. *Journal of Abnormal Child Psychology, 21*, 581–596.

Antshel, K. M., & Remer, R. (2003). Social skills training in children with attention deficit hyperactivity disorder: A randomized-controlled clinical trial. *Journal of Clinical Child and Adolescent Psychology, 32*(1), 152–165.

Arnold, L. E. (1997). Sex differences in ADHD: Conference summary. *Journal of Abnormal Child Psychology, 24*, 555–569.

Arnold, L. E. (2001). Alternative treatments for adults with attention-deficit hyperactivity disorder (ADHD). *The Annals of the New York Academy of Sciences, 931*, 310–341.

Arnsten, A. (1999). Development of the cerebral cortex: XIV: Stress impairs prefrontal cortical function. *Journal of the American Academy of Child and Adolescent Psychiatry, 38*(2), 220–222.

Babcock, H. (1930). An experiment in the measurement of mental deterioration. *Archives of Psychology, 117*, 105.

Barkley, R. A. (1989). The problem of stimulus control and rule-governed behavior in children with attention deficit disorder with hyperactivity. In J. Swanson & L. Bloomingdale (Eds.), *Attention deficit disorders* (pp. 203–234). New York: Pergamon Press.

Barkley, R. A. (1990). *Attention deficit hyperactivity disorder: A handbook for diagnosis and treatment*. New York: Guilford.

Barkley, R. A. (1998a). *Attention deficit hyperactivity disorder: A clinical workbook* (2nd ed.). New York: Guilford Press.

Barkley, R. A. (1998b). *Attention deficit hyperactivity disorder: A handbook for diagnosis and treatment*. New York: Guilford Press.

Barkley, R. A. (2006). *Attention-deficit hyperactivity: A handbook for diagnosis and treatment* (3rd ed.). New York: Guilford Press.

Barkley, R. A., Grodzinsky, G., & DuPaul, G. J. (1992). Frontal lobe function in attention deficit disorder with and without hyperactivity: a review and research report. *Journal of Abnormal Child Psychology, 20*(2), 163–188.

Barkley, R. A., Murphy, K. R., & Kwasnik, D. (1996). Psychological adjustment and adaptive impairments in young adults with ADHD. *Journal of Attention Disorders, 1*, 41–54.

Barkley, R. A., Murphy K. R., O'Connell T., & Connor D. F. (2005). Effects of two doses of methylphenidate on simulator driving performance in adults with attention deficit hyperactivity disorder. *Journal of Safety Research, 36*, 121–131.

Beck, A. T. (1990). *Beck Anxiety Inventory*. San Antonio, TX: Psychological Corporation.

Beck, A. T., Steer, R. A., & Brown, G. K. (1996). *Beck Depression Inventory-II*. San Antonio, TX: The Psychological Corporation.

Becker-Blease, K. A., Freyd, J. J., & Pears, K. C. (2004). Preschoolers' memory for threatening information depends on trauma history and attentional context: Implications for the development of dissociation. *Journal of Trauma and Dissociation, 5*(1), 113–131.

Behar, D., Rapoport, J. L., Adams, A. J., Berg, C. J, & Cornblath, M. (1989). Sugar challenge testing with children behavior: Results from the Edinburgh lead study. *Journal of Child Psychology and Psychiatry, 30*, 515–528.

Bennett, F. C., Brown, R. T., Craver, J., & Anderson, D. (1999). Stimulant medication for the child with attention-deficit/hyperactivity disorder. *Pediatric Clinics of North America, 46*(5), 929–944.

Berg, E. A. (1948). A simple objective treatment for measuring flexibility in thinking. *Journal of General Psychology, 39*, 15–22.

Biederman, J., Baldessarini, R. J., Wright, V., Knee, D., & Harmatz, J. (1989). A double-blind placebo controlled study of desipramine in the treatment of attention deficit disorder, I: Efficacy. *Journal of the American Academy of Child and Adolescent Psychiatry, 28*, 777–784.

Biederman, J., Baldessarini, R. J., Wright, V., Keenan K., & Faraone, S. (1993). A double-blind placebo controlled study of desipramine in the treatment of attention deficit disorder, III: Lack of impact of comorbidity and family history factors on clinical response. *Journal of the American Academy of Child and Adolescent Psychiatry, 32*, 199–204.

Biederman, J., Faraone, S. V., & Lapey, K. (1992). Comorbidity of diagnosis in attention-deficit hyperactivity disorder. *Child and Adolescent Clinics of North America, 1*(2), 335–360.

Biederman, J., Faraone, S. V., Spencer, T., Wilens, T., Norman, D., Lapey, K. A., et al. (1993). Patterns of psychiatric comorbidity, cognition, and psychosocial functioning in adults with attention deficit disorder. *American Journal of Psychiatry, 150*, 1972–1978.

Biederman, J., Lopez, F. A., Boellner, S. W., & Chandler, M. C. (2002). A randomized, double-blind, placebo-controlled, parallel-group study of SL1391 (Adderall XR) in children with attention-deficit /hyperactivity disorder. *Pediatrics, 110*, 258–286.

Biederman, J., Swanson, J. M., Wigal., S. B., Kratochvil, C. J., Boellner, S. W., Earl, C.Q., et al. (2005). Efficacy and safety of modafinil film-coated tablets in children and adolescents with attention-deficit/hyperactivity disorder: results of a randomized, double-blind, placebo-controlled, flexible-dose study [Electronic version]. *Pediatrics, 116*(6), 777–784.

Biederman, J., Thisted, R. A., Greenhill, L. L., & Ryan, N. D. (1995). Estimation of the association between desipramine and the risk for sudden death in 5- to 14-year-old children. *Journal of Clinical Psychiatry, 56*(3), 87–93.

Biederman, J., Wilens, T. E., Mick, E., Spencer, T., & Faraone, S. V. (1999). Protective effects of ADHD pharmacotherapy on subsequent substance abuse: A longitudinal study [Electronic version]. *Pediatrics, 104*(2), 20.

Bor, W., Sanders, M. R., & Markie-Dadds, C. (2002). The effects of the Triple-P Positive Parenting Program on preschool children with co-occurring disruptive behavior and attentional/hyperactivity difficulties. *Journal of Abnormal Child Psychology, 30*(6), 571–587.

Breslau, N., Brown, G. G., DelDotto, J. E., Kumar, S., Ezhuthachan, S., Andreski, P., & Hufnagle, K. G. (1996). Psychiatric sequelae of low birth weight at 6 years of age. *Journal of Abnormal Child Psychology, 3*, 385–400.

Brestan, E. V., & Eyberg, S. M. (1998). Effective psychosocial treatments of conduct disordered children and adolescents: 29 years, 82 studies, and 5772 kids. *Journal of Clinical Child Psychology, 27*, 180–189.

Brown, R. T., Antonuccio, D., DuPaul, G., Fristad, M., King, C., Leslie, L., et al. (2006). *Report of the working group on psychotropic medications for children adolescents: Psychopharmacological, psychosocial, and combined interventions for childhood disorders: Evidence base, contextual factors and future directions.* Washington, DC: American Psychological Association.

Brown, R. T., & Daly, B. (2009). Neuropsychological effects of stimulant medication on children's learning and behavior. In C.R. Reynolds & E. Fletcher-Janzen (Eds., 3rd ed.), *Handbook of clinical neuropsychology*. New York: Plenum Press.

Brown, R. T., Dreelin, E., & Dingle, A. D. (1997). Neuropsychological effects of stimulant medication on children's learning and behavior. In C. R. Reynolds & E. Fletcher-Janzen (Eds.), *Handbook of clinical child neuropsychology* (pp. 539–572). New York: Plenum Press.

Brown, R. T., & La Rosa, A. (2002). Recent developments in the pharmamacotherapy of attention-deficit/hyperactivity disorder (ADHD). *Professional Psychology: Research and Practice, 33*(6), 591–595.

Brown, R. T., & Sammons, M. T. (2003). Pediatric psychopharmacology: A review of new developments and recent research. *Professional Psychology: Research and Practice, 33*, 135–147.

Brown, R. T., & Sawyer, M. G. (1998). *Medications for school-age children: Effects on learning and behavior.* New York: Guilford.

Brown, T. E. (1996). *Brown Attention-Deficit Disorder Scales: Manual.* Toronto: The Psychological Corporation.

Brown, T. E. (2000). Emerging understandings of attention-deficit disorders and comorbidities. In T. E. Brown (Ed.), *Attention-deficit disorders and comorbidities in children, adolescents, and adults* (pp. 3–55). Washington, DC: American Psychiatric Press, Inc.

Bukstein, O. G., & Kolko, D. J. (1998). Effects of methylphenidate on aggressive urban children with attention deficit hyperactivity disorder. *Journal of Clinical and Child Psychology, 27*, 340–351.

Burt, S. A., Krueger, R. F., McGue, M., & Iacono, W. (2003). Parent-child conflict and the comorbidity among childhood externalizing disorders. *Archives of General Psychiatry, 60*(5), 505–513.

Campbell, S. B. (1990). *Behavior problems in preschool children.* New York: Guilford Press.

Carlson, C. L., Pelham, W. E., Milich, R., & Dixon, M. J. (1992). Single and combined effects of methylphenidate and behavior therapy on the classroom behavior, academic performance and self-evaluations of children with attention deficit-hyperactivity disorder. *Journal of Abnormal Child Psychology, 20*, 213–232.

Castellanos, F. X., Giedd, J. N., Eckburg, P., Marsh, W. L., Vaituzis, C., Kaysen, D., et al. (1994). Quantitative morphology of the caudate nucleus in attention deficit hyperactivity disorder. *American Journal of Psychiatry, 151*, 1791–1796.

Castellanos, F. X., Giedd, J. N., Marsh, W. L., Hamburger, S. D., Vaituzis, A. C., Dickstein, D. P., et al. (1996). Quantitative brain magnetic resonance imaging in attention-deficit hyperactivity disorder. *Archives of General Psychiatry, 53*, 607–616.

Charach, A., Ickowicz, A., & Schachar, R. (2004). Stimulant treatment over five years: Adherence, effectiveness, and adverse effects. *Journal of the American Academy of Child and Adolescent Psychiatry, 43*, 559–567.

Cohen, M. (1997). *Children's Memory Scale.* San Antonio, TX: Psychological Corporation.

Comings, D. E. (2000). Attention-deficit/hyperactivity disorder with Tourette syndrome. In T. E. Brown (Ed.), *Attention deficit disorders and comorbidities in children, adolescents, and adults* (pp. 363–391). Washington, DC: American Psychiatric Press, Inc.

Conners, C. K. (1980). *Food additives and hyperactive children*. New York: Plenum Press.

Conners, C. K. (1985). The computerized continuous performance test. *Psychopharmacology Bulletin, 21*, 891–892.

Conners, C. K. (2001). *Conners rating scales revised: Technical manual*. North Tonawanda, NY: Multi-Health Systems, Inc.

Constantino, J. N., Liberman, M., & Kincaid, M. (1997). Effects of serotonin reuptake inhibitors on aggressive behavior in psychiatrically hospitalized adolescents: Results of an open trial. *Journal of Child and Adolescent Psychopharmacology, 7*, 31–44.

Cook, E. H. (2000). Molecular genetic studies of attention-deficit/hyperactivity disorder. In P. J. Accardo, T. A. Blondis, B. Y. Whitman, & M. A. Stein (Eds.), *Attention deficits and hyperactivity in children and adults* (pp. 13–27). New York: Marcel Dekker, Inc.

Counts, C. A., Nigg, J. T., Stawicki, J. A., Rappley, M. D., & von Eye, A. (2005). Family adversity in DSM-IV ADHD combined and inattentive subtypes and associated disruptive behavior problems. *American Academy of Child and Adolescent Psychiatry, 44*(7), 690–698.

Delis, D. C., Kramer, J., Kaplan. E., & Ober, B. (1987). *The California Verbal Learning Test*. New York: Psychologyical Corporation.

Denckla, M. B. (2000). Learning disabilities and attention-deficit/hyperactivity disorder in adults: Overlap with executive dysfunction. In T. E. Brown (Ed.), *Attention-deficit disorders and comorbidities in children, adolescents, and adults* (pp. 297–318). Washington, DC: American Psychiatric Press, Inc.

Derogatis, L. R. (1975). *Symptom Checklist-90-Revised*. Minneapolis, MN: NCS Assessments.

Diamond, I. R., Tannock, R., & Schachar, R. J. (1999). Response to methylphenidate in children with ADHD and comorbid anxiety. *Journal of the Academy of Child and Adolescent Psychiatry, 38*, 402–409.

Douglas, V. I. (1983). Attention and cognitive problems. In M. Rutter (Ed.), *Developmental neuropsychiatry* (pp. 280–329). New York: Guilford Press.

DuPaul, G. J. (1991). Parent and teacher ratings of ADHD symptoms: Psychometric properties in a community-based sample. *Journal of Clinical Child Psychology, 20*, 245–253.

DuPaul, G. J., Barkley, R., & McMurray, M. (1994). Response of children with ADHD to methylphenidate: Interaction with internalizing symptoms. *Journal of the American Academy of Child and Adolescent Psychiatry, 33*, 894–903.

DuPaul, G. J., & Eckert, T. L. (1997). The effects of school-based interventions for attention-deficit/hyperactivity disorder: A meta-analysis. *School Psychology Review, 26*, 5–27.

DuPaul, G. J., & Rapport, M. D. (1993). Does methylphenidate normalize the classroom performance of children with attention deficit disorder? *Journal of the American Academy of Child and Adolescent Psychiatry, 32*, 190–198.

DuPaul, G. J., & Stoner, G. (2003). *ADHD in the schools: Assessment and intervention strategies*. New York: Guilford.

Efron, D., Jarman, F. C., & Barker, M. J. (1997). Methylphenidate versus dexamphetamine in children with attention deficit hyperactivity disorder: A double-blind crossover trial [Electronic version]. *Pediatrics, 100*, 6.

Elia, J. Welsh, P. A. Gullotta, C. S., & Rapoport, J. L. (1993). Classroom academic performance: Improvement with both methylphenidate and dextroamphetamine in ADHD boys. *Journal of Child Psychology and Psychiatry, 34*, 785–804.

Elliott, H. (2002). Attention deficit hyperactivity disorder in adults: A guide for the primary care physician. *Southern Medical Journal, 95*, 736–742.

Erdman, P. (1998). Conceptualizing ADHD as a contextual response to parental attachment. *American Journal of Family Therapy, 26*(2), 177–185.

Faraone, S. V. (2004). Genetics of adult attention-deficit/hyperactivity disorder. *Psychiatric Clinics of North America, 27*(2), 303–321.

Faraone, S. V., Biederman, J., Mennin, D., Wozniak, J., & Spencer, T. (1997). Attention deficit hyperactivity disorder with bipolar disorder: A familial subtype? *American Academy of Child and Adolescent Psychiatry, 36*, 1378–1387.

Feingold, B. (1985). *Why your child is hyperactive*. New York: Random House.

Findling, R. L. (1996). Open-label treatment of comorbid depression and attentional disorders with co-administration of serotonin reuptake inhibitors and psychostimulants in children, adolescents, and adults: A case series. *Journal of Child and Adolescent Psychopharmocology, 6,* 165–175.

Ford, J. D., Racusin, R., Ellis, C. G., Daviss, W. B., Reiser, J., Fleischer, A., & Thomas, J. (2000). Child maltreatment, other trauma exposure and posttraumatic symptomatology among children with oppositional defiant and attention deficit hyperactivity disorders. *Child Maltreatment: Journal of the American Professional Society on the Abuse of Children, 5*(3), 205–217.

Gadow, K. D., Nolan, E. E., & Sverd, J. (1992). Methylphenidate in hyperactive boys with comorbid tic disorder, II: Short-term behavioral effects in school setting. *Journal of the American Academy of Child and Adolescent Psychiatry, 31,* 462–471.

Gammon, G. D., & Brown, T. E. (1993). Fluoxetine and methylphenidate in combination for treatment of attention deficit disorder and comorbid depressive disorder. *Journal of Child and Adolescent Psychopharmacology, 3,* 1–10.

Geurts, H. M., Verte, S., Oosterlaan, J., Roeyers, H., & Sergeant, J. A. (2005). ADHD subtypes: Do they differ in their executive functioning profile? *Archives of Clinical Neuropsychology, 20*(4), 457–77.

Giedd, J. N., Blumenthal., J., Molloy, E., & Castellanos, F. X. (2001). Brain imaging of attention-deficit/hyperactivity disorder. *Annals of the New York Academy of Science, 931,* 33–49.

Gittelman, R., & Abikoff, H. (1989). The role of psychostimulants and psychosocial treatments in hyperkinesis. In T. Sagvolden & T. Archer (Eds.), *Attention deficit disorder: Clinical and basic research* (pp. 167–180). Hillsdale, NJ: Erlbaum.

Gol, D., & Jarus, T. (2005). Effect of a social skills training group on everyday activities of children with attention-deficit-hyperactivity disorder. *Developmental Medicine and Child Neurology, 7*(8), 539–545.

Golden, C. J. (1978). *Stroop color and word test manual*. Chicago: Stoelting.

Gordon, M. (1986). How is a computerized attention test used in the diagnosis of attention deficit disorder? *Journal of Children in Contemporary Society, 19*(1–2), 53–64.

Grcevich, S., Rowane, W. A., & Marcellino, B. (2001). Retrospective comparison of Adderall and Methylphenidate in the treatment of attention deficit hyperactivity disorder. *Journal of Child & Adolescent Psychopharmacology, 11,* 35–41.

Greenberg, L. M., & Waldman, I. D. (1993). Developmental normative data on the Test of Variables of Attention. *Journal of Child Psychology and Psychiatry, 4,* 1019–1030.

Gronwall, D. (1977). Paced auditory serial addition task: A measure of recovery from concussion. *Percept Motor Skills, 44,* 367–373.

Hall, K. M., Irwin, M. M., Bowman, K. A., Frankenberger, W., & Jewett, D. C. (2005). Illicit use of prescribed stimulant medication among college students. *Journal of American College Health, 53*(4), 167–74.

Hammill, D. D., Brown, V. L., Larsen, S. C., & Wiederhold, J. L. (1994). *Test of Adolescent and Adult Language* (3rd ed.). Austin, TX: Pro-Ed.

Hartman, R. R., Stage, S. A., & Webster-Stratton, C. (2003). A growth curve analysis of parent training outcomes: Examining the influence of child risk factors (inattention, impulsivity, and hyperactivity problems), parental and family risk factors. *Journal of Child Psychology and Psychiatry and Allied Disciplines, 44,* 388–398.

Havey, J. M., Olson, J. M., McCormick, C., & Cates, G. L. (2005). Teachers' perceptions of the incidence and management of attention-deficit hyperactivity disorder. *Applied Neuropsychology, 12*(2), 120–127.

Healy, D., & Aldred, G. (2005). Antidepressant drug use and the risk of suicide. *International Review of Psychiatry, 17*(3), 163–172.

Hechtman, L., Abikoff, H., Klein, R. G., Weiss, G., Respitz, C., Kouri, J., et al. (2004). Academic achievement and emotional status of children with ADHD treated with long-term methylphenidate and multimodal psychosocial treatment. *Journal of American Academy of Child and Adolescent Psychiatry, 43*(7), 812–819.

Hesslinger, B., Tebartz van Elst, L., Nyberg, E., Dykierek, P., Richter, H., Berner, & M., Ebert, D. (2002). Psychotherapy of attention deficit hyperactivity disorder in adults-a pilot study using a structured skills training program. *European Archives of Psychiatry and Clinical Neuroscience, 252*(4), 177–84.

Hinshaw, S. P. (1991). Stimulant medication and the treatment of aggression in children with attentional deficits. *Journal of Clinical Child Psychology, 20*, 301–312.

Hinshaw, S. P., Heller, T., & McHale, J. P. (1992). Covert antisocial behavior in boys with attention-deficit hyperactivity disorder: External validation and effects of methylphenidate. *Journal of Consulting and Clinical Psychology, 60*, 274–281.

Hinshaw, S. P., Henker, B., & Whalen, C. K. (1984). Self-control in hyperactive boys in anger-inducing situations: Effects of cognitive-behavioral training and of methylphenidate. *Journal of Abnormal Child Psychology, 12*, 155–177.

Hinshaw, S. P., Owens, E. B., Wells, K. C., & Abikoff, H. B. (2000). Family processes and treatment outcome in the MTA: Negative/ineffective parenting practices in relation to multimodal treatment. *Journal of Abnormal Child Psychology 6*, 555–568.

Hudziak, J. J., Rudiger, L. P., Neale, M. C., Heath, A. C., & Todd, R. D. (2000). A twin study of inattentive, aggressive, and anxious/depressed behavior. *Journal of the American Academy of Child and Adolescent Psychiatry, 39*(4), 469–476.

Hynd, G. W., Hern, K. L., Novey, E. S ., Eliopulos. D., Marshall, R., Gonzalez, J. J., & Voeller, K. K. (1993). Attention-deficit hyperactivity disorder and asymmetry of the caudate nucleus. *Journal of Child Neurology, 8*, 339–347.

Hynd, G. W., Semrud-Clikeman, M., Lorys, A. R., Novey, E. S., Eliopulos. D., & Lyytinen, H. (1991). Corpus callosum morphology in attention-deficit-hyperactivity disorder: Morphometric analysis of MRI. *Journal of Learning Disabilities, 24*, 141–146.

Hynd, G. W., Semrud-Clikeman, M., Lorys, A. R., Novey, E. S., & Eliopulos. D. (1990). Brain morphology in developmental dyslexia in attention deficit hyperactivity disorder/hyperactivity. *Archives of Neurology, 47*, 919–926.

Ickowicz, A., Tannock, R., Fulford. P., Purvis, K., & Schachar, R. (1992). *Transient tics and compulsive behaviors following methylphenidate: Evidence from a placebo controlled double blind clinical trial*. American Academy of Child and Adolescent Psychiatry, 39th Annual Meeting, Washington, D.C.

Jadad, A. R., Booker, L., Gauld, M., Kakuma, R., Boyle, M., Cunningham, C. E. et al. (1999). The treatment of attention-deficit hyperactivity disorder: An annotated bibliography and critical appraisal of published systematic reviews and meta-analyses. *Canadian Journal of Psychiatry, 44*, 1025–1035.

Jensen, P. S., Hinshaw, S. P., Kraemer, H. C., Lenora, N., Newcorn, J. H., Abikoff, H. B.,et al. (2001). ADHD comorbidity findings from the MTA study: Comparing comorbid subgroups. *Journal of the American Academy of Child and Adolescent Psychiatry, 40*(2), 147–158.

Jester, J. M, Nigg, J. T., Adams, K., Fitzgerald, H. E., Puttler, L. I., Wong, M. M., & Zucker, R. A. (2005). Inattention/hyperactivity and aggression from early childhood to adolescence: Heterogeneity of trajectories and differential influence of family environment characteristics. *Development and Psychopathology, 17*, 99–125.

Kaplan, B. J., Crawford, S. G., Fisher, G. C., & Dewey, D. M. (1998). Family dysfunction is more strongly associated with ADHD than with general school problems. *Journal of Attention Disorders, 2*(4), 209–216.

Kaplan, S. L., Busner, J., Kupietz, S., Wassermann, E., & Segal, B. (1990). Effects of methylphenidate on adolescents with aggressive conduct disorder and ADHD: A preliminary report. *Journal of the American Academy of Child and Adolescent Psychiatry, 29*, 719–723.

Kempton, S., Vance, A., Maruff, P., Luk, E., Costin, J., & Pantelis, C. (1999). Executive function and attention deficit hyperactivity disorder: Stimulant medication and better executive function performance in children. *Psychological Medicine, 29*, 527–538.

Klein, R. G., Abikoff, H., Klass, E., Ganeles, D., Seese, L. M., & Pollack, S. (1997). Chemical efficacy of methylpenidate in conduct disorder with and without attention-deficit/hyperactivity disorder. *Archives of General Psychiatry, 54*, 1073–1086.

Klingberg, T., Fernell, E., Olesen, P. J., Johnson, M., Gustafsson, P., Dahlstrom, K., et al. (2005). Computerized training of working memory in children with ADHD: A randomized, controlled trial. *Journal of the American Academy of Child and Adolescent Psychiatry, 44*(2), 177–186.

Klorman, R., Brumaghim, J. T., Salzman, L. F., Strauss, J., Borgstedt, A. D., McBride, M. C., & Loeb, S. (1988). Effects of methylphenidate on attention-deficit/hyperactivity disorder with and without aggressive/noncompliant features. *Journal of Abnormal Psychology, 97*, 413–422.

Knopik, V. S., Sparrow, E. P., Madden, P. A., Bucholz, K. K., Hudziak, J. J., Reich, W., et al. (2005). Contributions of parental alcoholism, prenatal substance exposure, and genetic transmission to child ADHD risk: A female twin study. *Psychological Medicine, 25*(5), 625–35.

Kreppner, J. M., O'Connor, T. G., Rutter, M., Beckett, C., Castle, J., Croft, C., et al. (2001). Can inattention/overactivity be an institutional deprivation syndrome? *Journal of Abnormal Child Psychology, 29*(6), 513–528.

Lahey, B. B., McBurnett, K., & Loeber, R. (2000). Are attention-deficit/hyperactivity disorder and oppositional defiant disorder developmental precursors to conduct disorder? In A. J. Sameroff, M. Lewis, & S. M. Miller (Eds.), *Handbook of developmental psychopathology* (2nd ed., pp. 431–446). New York: Kluwer Academic/Plenum.

Levin, F. R., Evans, S. M., & Kleber, H. D. (1999). Alcohol and drug abuse: Practical guidelines for the treatment of substance abusers with adult attention-deficit/hyperactivity disorder. *Psychiatric Services, 50*(8), 1001–1003.

Lezak, M. (1995). Neuropsychological Assessment (3rd ed.). New York: Oxford University Press.

Loo, S. K., & Barkley, R. A. (2005). Clinical utility of EEG in attention deficit hyperactivity disorder. *Applied Neuropsychology, 12*(2), 64–76.

Losier, B. J., McGrath, P. J., & Klein, R. M. (1996). Error patterns on the Continuous Performance Test in non-medication and medicated samples of children with and without ADHD: A meta-analysis. *Journal of Child Psychology and Psychiatry, 37*, 971–987.

Lundahl, B., Risser, H. J., & Lovejoy, C. M. (2006). A meta-analysis of parent-training: Moderators and follow-up effects. *Clinical Psychology Review, 26*, 86–104.

Ma, J., Lee, K. V., & Stafford, R. S. (2005). Depression treatment during outpatient visits by U.S. children and adolescents. *Journal of Adolescent Health, 37*(6), 434–42.

Mannuzza, S., Klein, R., Bessler, A., Malloy, P., LaPadula, M., & Addalli, K. (1993). Adult outcome of hyperactive boys: Educational achievement, occupational rank, and psychiatric status. *Archives of General Psychiatry, 50*, 379–380.

Matier, K., Halperin, J. M., Sharma, V., Newcorn, J. H., & Sathaye, N. (1992). Methylphenidate response in aggressive and nonaggressive ADHD children: Distinctions on laboratory measures of symptoms. *Journal of the American Academy of Child and Adolescent Psychiatry, 31*, 219–225.

McElroy, S. L., Keck, P. E. Jr., Pope, H. G. Jr., Hudson, J. I., Faedda, G. L., & Swann, A. C. (1992). Clinical and research implications of the diagnosis of dysphoric or mixed mania or hypersomnia. *American Journal of Psychiatry, 145*, 221–223.

McMaster University Evidence-Based Practice Center. (1999). *Treatment of attention-deficit hyperactivity disorder*. Evidence Report/Technology Assessment no. 11, AHCPR Publication No. 99-E018. Rockville, MD: Agency for Health Care Policy & Research.

Mick, E., Biederman, J., Prince, J., Fischer, M. J., & Faraone, S. V. (2002). Impact of low birth weight on attention-deficit hyperactivity disorder. *Journal of Developmental and Behavioral Pediatrics, 23*(1), 16–22.

Mrug, S., Hoza, B., & Gerdes, A. C. Children with attention-deficit/hyperactivity disorder: Peer relationships and peer-oriented interventions. In D. W. Nangle & C. A . Erdley (Eds.), *The role of friendship in psychological adjustment: New directions for child and adolescent development* (pp. 51–77). San Francisco: Jossey-Bass.

MTA Cooperative Group. (1999a). A 14-month randomized clinical trial of treatment strategies for attention-deficit hyperactivity disorder (ADHD). *Archives of General Psychiatry, 56*, 1073–1086.

MTA Cooperative Group. (1999b). Moderators and mediators of treatment response for children with attention-deficit/hyperactivity disorder: The multimodal treatment study of children with attention-deficit/hyperactivity disorder. *Archives of General Psychiatry, 56*, 1088–1096.

MTA Cooperative Group. (2004). National Institute of Mental Health multimodal treatment study of ADHD follow-up: 24 month outcomes of treatment strategies for adult attention-deficit/hyperactivity disorder. *Pediatrics, 113*(4), 754–761.

Murphy, K. (2005). Psychosocial treatments for ADHD in teens and adults: A practice-friendly review. *Journal of Clinical Psychology, 61*(5), 607–619.

Nadeau, K. G. (2005). Career choices and workplace challenges for individuals with ADHD. *Journal of Clinical Psychology, 61*(5), 549–563.

Nanson, J. L., & Hiscock, M. (1990). Attention deficits in children exposed to alcohol prenatally. *Alcoholism: Clinical & Experimental Research, 14*(5), 656–661.

National Institute of Health. (2006). *Drug Information*. Retreived December 8, 2006, from http://www.nlm.nih.gov/services/drug.html.

Newcorn, J. H., & Halperin, J. M. (2000). Attention-deficit disorders with hyperactivity and aggression. In T. E. Brown (Ed.), *Attention deficit disorders and comorbidities in children, adolescents, and adults* (pp. 171–208). Washington, DC: American Psychiatric Press, Inc.

Nigg, J. T. (2001). Is ADHD a disinhibitory disorder? *Psychological Bulletin, 127*(5), 571–598.

Osterreith, P. A. (1944). Le test de copie d'une figure complexe [Complex Figure Test]. *Archives de Psychologie, 30*, 206–256.

Owens, E. B., Hinshaw, S. P., Kraemer, H. C., Arnold, L. E., Abikoff, H. B., Cantwell, D. P., et al. (2003). Which treatment for whom for ADHD: Moderators of treatment response in the MTA. *Journal of Consulting and Clinical Psychology, 71*(3), 540–552.

Pelham, W. E. (1993). Pharmacotherapy for children with attention-deficit hyperactivity disorder. *School Psychology Review, 22*, 199–227.

Pelham, W. E., Aronoff, H. R., Midlam, J. K., Shapiro, C. J., Gnagy, E. M., Chronis, A. M., et al. (1999). A comparison of Ritalin and Adderall: Efficacy and time-course in children with attention-deficit/hyperactivity disorder. *Pediatrics, 103*, 43.

Pelham, W. E., Burrows-Maclean, L., Gnagy, E. M., Fabiano, G. A., Coles, E. K., Tesco, K. E., et al. (2005). Transdermal methylphenidate, behavioral, and combined treatment for children with ADHD. *Experimental and Clinical Psychopharmacology, 13*(2), 111–126.

Pelham, W. E., Fabiano, G. A., Gnagy, E. M., Greiner, A. R., Hoza, B., Manos, M., & Janakovic, F. (2005). Comprehensive psychosocial treatment for ADHD. In E. Hibbs & P. Jensen (Eds.), *Psychosocial treatments for child and adolescent disorders: Empirically based strategies for clinical practice* (2nd ed., pp. 377–410). New York: APA Press.

Pelham, W. E., & Washbusch, D. A. (1999). Behavioral interventions in attention-deficit/hyperactivity disorder. In H. Quay & A. Hogan (Eds.), *Handbook of disruptive behavior disorders* (pp. 255–278). New York: Kluwer Academic/Plenum.

Pfiffner, L. J., Calzada, E., & McBurnett, K. (2000). Interventions to enhance social competence. *Child and Adolescent Psychiatric Clinics of North America, 9*, 689–709.

Pfiffner, L. J., & McBurnett, K. (1997). Social skills training with parent generalization: Treatment effects for children with attention-deficit disorder. *Journal of Consulting and Clinical Psychology, 65*, 749–757.

Pisterman, S., McGrath, P., Firestone, P., Goodman, J. T., Webster, I., & Mallory, R. (1989). Outcome of parent-mediated treatment of preschoolers with attention deficit disorder with hyperactivity. *Journal of Consulting and Clinical Psychology, 57*(5), 628–635.

Pliszka, S. R., Borcherding, S. H., Spratley, K., Leon, S., & Irick, S. (1997). Measuring inhibitory control in children. *Journal of Developmental and Behavioral Pediatrics, 18*, 254–259.

Pomerleau, O., Downey, K., Stelson, F. & Pomerleau, C. (1995). Cigarette smoking in adult patients diagnosed with attention deficit hyperactivity disorder. *Journal of Substance Abuse, 7*, 373–378.

Quinlan, D. M. (2000). Assessment of attention-deficit/hyperactivity disorder and comorbidities. In T.E. Brown (Ed.), *Attention-deficit disorders and comorbidities in children, adolescents, and adults* (pp. 455–508). Washington, DC: American Psychiatric Press, Inc.

Ramsay, J. R., & Rostain, A. L. (2005). Adapting psychotherapy to meet the needs of adults with attention-deficit/hyperactivity disorder. *Psychotherapy: Theory, Research, Practice, Training, 42*(1), 72–84.

Rickel, A. U., & Becker-Lausen, E. (1997). *Keeping children from harm's way*. Washington, DC: American Psychological Assocoiation.

Riddle, M. A., Nelson, J. C., Kleinman, C. S., Rasmusson, A., Leckman, J. F., King, A., & Cohen, D. (1991). Sudden death in children receiving Norpramin: A review of three reported cases and commentary. *Journal of the American Academy of Child and Adolescent Psychiatry, 31*, 1062–1069.

Rieff, M. I., & Tippins, S. (2004). *ADHD: A complete and authoritative guide*. Oak Grove Village, IL: American Association of Pediatrics.

Rietveld, M. J., Hudziak, J. J., Bartels, M., van Beijsterveldt, C. E., & Boomsma, D. I. (2004). Heritability of attention problems in children: Longitudinal results from a study of twins, age 3 to 12. *Journal of Child Psychology and Psychiatry, 45*(3), 577–588.

Riggs, P. (1998). Clinical approach to treatment of ADHD in adolescents with substance use disorders and conduct disorder. *Journal of the American Academy of Child and Adolescent Psychiatry, 37*, 331–332.

Riggs, P. D., Thompson, L. L., & Mikulich, S. K., Whitmore, E. A., & Crowley, E. A. (1996). An open trial of pemoline in drug dependent delinquents with attention deficit hyperactivity disorder. *Journal of the American Academy of Child and Adolescent Psychiatry, 35*, 1018–1024.

Riordan, H. J., Flashman, L. A., Saykin, A. J., Frutiger, S. A., Carroll, K. E., & Huey, L. (1999). Neuropsychological correlates of methylphenidate treatment in adult ADHD with and without depression. *Archives of Clinical Neuropsychology, 14*, 217–233.

Robertson, M. M., & Eapen, V. (1992). Pharmocologic controversy of CNS stimulants in Gilles de la Tourette syndrome. *Clinical Neuropharmacology, 15*, 408–425.

Robin, A. L. (1998). *ADHD in adolescents: Diagnosis and treatment*. New York: Guilford Press.

Rohde, L. A., Szobot, C., Polanczyk, G., Schmitz, M., Martins, S., & Tramontina, S. (2005). Attention-deficit/hyperactivity disorder in a diverse culture: Do research and clinical findings support the notion of a cultural construct for the disorder? *Biological Psychiatry, 57*(11), 1436–1441.

Rugino, T. A., & Samsock, T. C. (2003). Modafinil in children with attention-deficit hyperactivity disorder. *Pediatric Neurology, 29*, 136–142.

Safer, D. J., Zito, J. M., & Gardner, J. F. (2001). Pemoline hepatotoxicity and postmarketing surveillance. *Journal of the American Academy of Child and Adolescent Psychiatry, 40*, 622–629.

Safren, S. A., Otto, M. W., Sprich, S., Winett, C. L., Wilens, T. E., & Biederman, J. (2005). Cognitive-behavioral therapy for ADHD in medication-treated adults with continued symptoms. *Behavioral Research and Therapy, 43*(7), 831–42.

Schachar, R. J., Tannock, R., Cunningham, C., & Corkum, P. V. (1997). Behavioral, situational and temporal effects of treatment of ADHD with methylphenidate. *Journal of the American Academy of Child and Adolescent Psychiatry, 36*, 754–763.

Semrud-Clikeman, M., Filpek, P. A., Biederman, J., Steingard, R., Kennedy, D., Renshaw, P., & Bekken, K. (1994). Attention-deficit hyperactivity disorder: Magnetic resonance imaging morphometric analysis of the corpus callosum. *Journal of the American Academy of Child and Adolescent Psychiatry, 39*, 477–484.

Semrud-Clikeman, M., Steingard, R., Filpek, P., Biederman, J., Bekken, K., & Renshaw, P. F. (2000). Using MRI to examine brain-behavior relationships in males with attention-deficit disorder with hyperactivity. *Journal of the American Academy of Child and Adolescent Psychiatry, 39*, 477–484.

Shepard, B. A., Carter, A. S., & Cohen, J. E. (2000). Attention-deficit/hyperactivity disorder and the preschool child. In T. E. Brown (Ed.), *Attention-deficit disorders and vomor-*

bidities in children, adolescents, and adults (pp. 407–436). Washington, DC: American Psychiatric Press, Inc.

Sherman, M., & Hertzig, M. E. (1991). Prescribing practices of Ritalin: The Suffolk County, New York study. In L. L. Greenhill & B. B. Osman (Eds.), *Ritalin: Theory and patient management* (pp. 187–193). New York: Mary Ann Liebert.

Silver, L. (1992). *Attention deficit hyperactivity disorder: A clinical guide to diagnosis and treatment*. Washington, DC: American Psychiatric Press.

Sinha, G. (2004). Training the brain: Cognitive therapy as an alternative to ADHD drugs. *Scientific American, 293*(1), 22–3.

Solhlkhah, R., Wilens, T. E., Daly, J., Prince, J. B., Van Patten, S. L., & Biederman, J. (2005). Buproprion SR for the treatment of substance-abusing outpatient adolescents with attention-deficit/hyperactivity disorder and mood disorders. *Journal of Child and Adolescent Psychopharmacology, 15*(5), 777–786.

Spencer, T. J. (2004). ADHD treatment across the life cycle. *Journal of Clinical Psychiatry, 65*(Suppl 3), 22–6.

Spencer, T., Wilens, T., Biederman, J., Faraone, S. V., Ablon, J. E., & Lapey, K. (1995). A double-blind, crossover comparison of methylphenidate and placebo in adults with childhood-onset attention-deficit hyperactivity disorder. *Archives of General Psychiatry, 52*, 434–443.

Spencer, T., Wilens, T., Biederman, J., Wozniak, J., & Harding-Crawford, M. (2000). Attention-deficit/hyperactivity disorder with mood disorders. In T. E. Brown (Ed.), *Attention-deficit disorders and comorbidities in children, adolescents, and adults* (pp. 79–124). Washington, DC: American Psychiatric Press, Inc.

Stiefel, I. (1997). Can disturbance in attachment contribute to attention deficit hyperactivity disorder? A case discussion. *Clinical Child Psychology & Psychiatry, 2*(1), 45–64.

Still, G. F. (1902). Some abnormal psychical conditions in children. *Lancet, I*, 1008–1012.

Stine, J. J. (1994). Psychosocial and psychodynamic issues affecting noncompliance with stimulant treatment. *Journal of Child and Adolescent Psychopharmocology, 4*, 75–86.

St. Sauver, J. L., Barbaresi, W. J., Katusic, S. K., Colligan, R. C., Weaver, A. L., & Jacobsen, S. J. (2004). Early life risk factors for attention-deficit/hyperactivity disorder: A population-based cohort study. *Mayo Clinic Proceedings, 79*(9), 1124–1131.

Tannock, R., & Brown, T. E. (2000). Attention-deficit disorders with learning disorders in children and adolescents. In T. E. Brown (Ed.), *Attention deficit disorders and comorbidities in children, adolescents, and adults* (pp. 231–296). Washington, DC: American Psychiatric Press, Inc.

Tannock, R., Schachar, R., & Logan, G. (1995). Methylphenidate and cognitive flexibility: Dissociated dose effects in hyperactive children. *Journal of Abnormal Child Psychology, 23*, 235–266.

Taylor, E. (1999). Developmental neuropsychopathology of attention deficit and impulsiveness. *Development and Psychopathology, 11*(3), 607–628.

Thapar, A., Fowler, T., Rice, F., Scourfield, J., van den Bree, M., Thomas, H., et al. (2003). Maternal smoking during pregnancy and attention deficit hyperactivity disorder symptoms in offspring. *American Journal of Psychiatry, 160*(11), 1985–1989.

Tully, L. A., Arseneault, L., Caspi, A., Moffitt, T. E., & Morgan, J. (2004). Does maternal warmth moderate the effects of birth weight on twins' attention deficit/hyperactivity disorder (ADHD) symptoms and low IQ? *Journal of Consulting and Clinical Psychology, 72*(2), 218–226.

Tutty, S., Gephart, H., & Wurzbacher, K. (2003). Enhancing behavioral and social skill functioning in children newly diagnosed with attention-deficit hyperactivity disorder in a pediatric setting. *Journal of Developmental and Behavioral Pediatrics, 24*, 51–57.

Turner, D. C., Clark, L., Dowson, J., Robbins, T. W., & Sahakian, B. J. (2004). Modafinil improves cognition and response inhibition in adult attention-deficit/hyperactivity disorder. *Biological Psychiatry, 55*(10), 1031–40.

Wechsler, D. (1997). *Wechsler Adult Intelligence Scale-III*. San Antonio, TX: Psychological Corporation.

Weiss, G., & Hechtman, L. (1986). *Hyperactive children grown up*. New York: Guilford.

Weiss, M., Hechtman, L. T., & Weiss, G. (1999). *ADHD in adulthood: a guide to current theory, diagnosis, and treatment*. Baltimore, MD: The Johns Hopkins University Press.

Wells, K. C., Pelham, W. E., Kotkin, R. A., Hoza, B., Abikoff, H. B., Abramowitz, A. et al. (2000). Psychosocial treatment strategies in the MTA study: Rationale, methods, and critical issues in design and implementation. *Journal of Abnormal Child Psychology, 28*, 483–505.

Whitaker, A. H., Van Rossem, R., Feldman, J. F., Schonfeld, I. S., Pinto-Martin, J. A., Tore, C., Shaffer, D., & Paneth, N. (1997). Psychiatric outcomes in low-birth-weight children at age 6 years: Relation to neonatal cranial ultrasound abnormalities. *Archives of General Psychiatry, 54*(9), 847–856.

Whitman, B. Y. (2000). Adult outcomes for persons with attention deficit/hyperactivity disorder. In P. J. Accardo, T. A. Blondis, B. Y. Whitman, & M. A. Stein (Eds.), *Attention deficits and hyperactivity in children and adults* (pp. 685–697). New York: Marcel Dekker, Inc.

Wilens, T. E., Biederman, J., Baldessarini, R. J., Geller, B., Schleifer, D., Spencer, T. J., et al. (1996). Cardiovascular effects of therapeutic doses of tricyclic antidepressants in children and adolescents. *Journal of the American Academy of Child and Adolescent Psychiatry, 35*, 1491–1501.

Wilens, T. E., Biederman, J., Prince, J., Spencer, T. J., Faraone, S. V., Warburton, R., et al. (1996). A double-blind, placebo-controlled trial for adults with ADHD. *American Journal of Psychiatry, 153*, 1147–1153.

Wilens, T. E., Faraone, S .V., Biederman, J., & Gunawardene, S. (2003). Does stimulant therapy of attention-deficit/hyperactivity disorder beget later substance abuse? A meta-analytic review of the literature. *Pediatrics, 111*(1), 179–85.

Wilens, T. E., McDermott, S. P., Biederman, J., Abrantes, A., Hakesy, A., & Spencer, T. J. (1999). Cognitive therapy in the treatment of adults with ADHD: A systematic chart review of 26 cases. *Journal of Cognitive Psychotherapy: An International Quarterly, 13*, 215–226.

Wilens, T. E., & Spencer, T. J. (2000). The stimulants revisited. *Child and Adolescent Psychiatry Clinics of North America, 9*, 573–603.

Wilens, T. E., Spencer, T. J., & Biederman, J. (2000a). Attention-deficit/hyperactivity disorder with substance abuse disorders. In T. E. Brown (Ed.), *Attention deficit disorders and comorbidities in children, adolescents, and adults* (pp. 319–339). Washington, DC: American Psychiatric Press, Inc.

Wilens, T. E., Spencer, T. J., & Biederman, J. (2000b). Pharmacotherapy of attention-deficit/hyperactivity disorder. In T. E. Brown (Ed.), *Attention-deficit disorders and comorbidities in children, adolescents, and adults* (pp. 509–536). Washington, DC: American Psychiatric Press, Inc.

Wolraich, M. L., Lindgren, S. D., Stumbo, P. J., Stegink, L. D., Appelbaum, M. I., & Kiritsy, M. C. (1994). Effects of diets high in sucrose or aspartame on the behavior and cognitive performance of children. *New England Journal of Medicine, 330*, 302–327.

World Health Organization. (1992). *The ICD-10 Classification of Mental and Behavioural Disorders*. Genenva, Author.

Zametkin, A. J., & Rapoport, J. L. (1986). The pathophysiology of attention deficit disorder with hyperactivity: A review. In B. B. Lahey & A. E. Kazdin (Eds.), *Advances in clinical child psychology*, (Vol. 9, pp. 177–216). New York: Plenum Press.

8 付録：ツールと資料

個人および専門家のための組織とサポートグループ

注意欠如情報ネットワーク（The Attention Deficit Information Network, Inc.）
　Web site: http://www.addinfonetwork.com
　　ADDの子どもと成人，専門家に対して，AD-IN支部というネットワークを通して支援や情報を提供している。

ADD倉庫（ADD Warehouse）
　Web site: hffp://addwarehouse.com
　　ADHDを含む発達障害に関わる親，教育や保健の専門家にとって参考となる本，テープ，アセスメント尺度，ビデオを販売している。

精神衛生サービスセンター（Center for Mental Health Services）
　Web site: http://www.samhsa.gov
　　米国保健福祉省の一部門であり，精神衛生，治療，支援サービスについての幅広い情報を提供している。

注意欠如多動性障害の児童と成人協会（Children and Adults with Attention Deficit Disorders：CHADD）
　Web site: http://www.chadd.org
　　ADHDの人を対象とした擁護団体である。ウェブサイトには"よくある質問"があり，法的権利についての情報が掲載されている。

特別な教育を要する子どものための評議会（Council for Exceptional Children）
　Web site: http://www.cec.sped.org
　　子どもを対象として仕事をしている教育者のために教材を提供している。

ERIC障害とギフテッド教育に関する情報センター（ERIC Clearinghouse on Disabilities and Gifted Education）
　Web site: http://www.ericec.org
　　ERIC（Educational Resources Information Center）は米国教育省の一部門である。この組織は障害のある子どもたちとギフテッドの子どもたちに対する教育についての情報を提供している。

子どもの精神保健に関する家族連合会（Federation of Families for Children's Mental Health）
　Tel.: +1 703-684-7710
　Web site: http://www.ffcmh.org
　　深刻な情緒，行動，精神の障害がある子どもたちとその家族のニーズに応え

る団体である．関連する研修会，ワークショップ，講演者の案内，危機介入，サポートグループについての出版や情報提供をしている．

保健支援センター（Health Resource Center）
Web site: http://www.heath.gwu.edu
　障害のある生徒に対する金銭的援助についての情報を提供しており，連邦政府の援助，各州の職業訓練サービス，地方自治体の支援などの情報が得られる．

全米 LD センター（National Center for Learning Disabilities）
Web site: http://www.ld.org
　学習障害に関する情報，支援機関，紹介サービスについての情報を提供し，より効果的な政策を提唱している．

全米アルコール・薬物情報センター（National Clearinghouse for Alcohol and Drug Information）
Web site: http://ncadi.samhsa.gov/
　妊娠期のアルコール摂取の危険性や胎児性アルコール症候群についての情報を提供している．

全米障害児童生徒情報センター
（National Dissemination Center for Children and Youth with Disabilities）
Web site: http://www.nichcy.org
　児童期，思春期における障害についての情報を提供している．ウェブ上に"よくある質問"を掲載している．親訓練情報センター（Parent Training and Information Center：PTI）など，各州の支援についての情報を一覧にしている．

米国教育省特別支援教育プログラム局
（U.S. Department of Education Office of Special Education Programs）
Web site: http://www.ed.gov/about/offices/1ist/osers/osep/index.html
　親訓練情報センター（Parent Training and Information Center：PTI）の情報が掲載されている優れたサイトである．

米国国立衛生研究所　科学政策・計画・コミュニケーション局
（National Institute of Mental Health Office of Science Policy, Planning, and Communications）
E-mail: nimhinfo@nih.gov
Web site: http:llwww.nimh.nih.gov
　脳，行動，精神障害の研究に関する情報を包括的に提供している．

日本国内のサポートグループ

文部科学省初等中等教育局特別支援教育課
〒100-8959　東京都千代田区霞が関三丁目2番2号
電話番号：03-5253-4111（代表）
ウェブサイト：http://www.mext.go.jp/a_menu/01_m.htm
　ウェブサイトにおいて特別支援教育の理念，制度，あり方が解説されている。

独立行政法人国立特別支援教育総合研究所
〒239-8585　神奈川県横須賀市野比5丁目1番1号
電話番号：046-839-6803（庶務係）
ウェブサイト：http://www.nise.go.jp/cms/1.html
　特別支援教育に関する研究，研修，情報収集および提供，相談支援を行っている。

独立行政法人国立特別支援教育総合研究所
発達障害教育情報センター
ウェブサイト：http://icedd.nise.go.jp/index.php?action=pages_view_main&page_id=13
　ウェブサイトには教員，保護者等に向けた発達障害の基本的な情報がまとめられているほか，研修講義の動画配信，教材データベースなども提供されている。

国立障害者リハビリテーションセンター
発達障害情報・支援センター
ウェブサイト：http://www.rehab.go.jp/ddis/
　ウェブサイトには発達障害のある人，保護者，支援者に向けた情報がまとめられている。また，各地方自治体の発達障害者支援センター一覧が掲載されている。

NPO法人えじそんくらぶ
ウェブサイト：http://www.e-club.jp/
　ADHDの理解促進および支援を行っているNPO法人である。ウェブサイトにはADHDの基本的な情報や全国のえじそんくらぶの会についての情報も掲載されている。

※電話での問い合わせを受け付けていない所は電話番号を載せていません。

監訳者あとがき

　本書は，米国心理学会臨床心理学研究会の企画によるものであり，エビデンス・ベイスト心理療法シリーズの第7巻目にあたります。D. ウェディング博士を筆頭とする本シリーズの5名の編集者たちは，長年に亘り臨床研究と実践の高度な橋渡しを行うことに顕著な貢献をしてきた臨床心理学者です。本書の著者であるリッケル博士（A. U. Rickel）とブラウン博士（R. T. Brown）は，主要な文献を首尾よくコンパクトに展望し，注意欠如・多動性障害（ADHD）に対するエビデンス・ベイスト介入法の堅実な臨床的，学術的背景を示したうえで，ADHDに関する研究の知と実践の技を明らかにしています。本書には，子どもは勿論のこと，特に成人のADHDについてこれまで認知されずに困っていた人たちの例がたくさん出ています。大学に入学してからADHDであると診断を受けた例や，職場で仕事が変わったために不適応反応を起こしている上級職員の症例スケッチの検討も含まれています。単なる技法の適用ではなく，個人の能力や生活状況を十分に考慮したうえでアセスメントを行い，治療を進めていくことの効用が随所に読み取れます。

　本書の翻訳は，京都教育大学の佐藤美幸氏にお願いしました。佐藤先生は，アメリカ留学から帰国後，関西学院大学に1年間受託研究員として滞在されましたが，先生には私どもの研究室で大学院生や研究員とさまざまな臨床研究を検討する傍ら，本書に分かり易い訳を着実につけていただきました。

　訳語に関して，2013年には米国精神医学会によりDSM-5が公開され，2014年には日本語訳が出版されました。日本精神神経学会により「DSM-5 病名・用語翻訳ガイドライン（初版）」も作成されています。例えば，「注意欠如・多動性障害」は「注意欠如・多動症」とも訳されます。本書の翻訳にあたっては，本シリーズがDSM-IV-TRの診断基準に基づいていること，およびシリーズの翻訳に一貫性を持たせることに留意し，DSMに由来する障害名などは元のDSM-IV-TRの日本語訳に統一しています。

　欧米では1970年代後半より臨床実践ガイドの開発研究が始まり，2000年代に入ると日本でも多くの臨床実践ガイドを手軽に入手することができるようになりました。本書によりADHDについての理解がより進み，エビデンス・ベイスト心理療法が普及することを期待しています。

　エビデンス・ベイスト心理療法シリーズの監修者である貝谷久宣先生，久保木富房先生，丹野義彦先生に感謝申し上げます。また，出版にあたって多大のお世話になりました金剛出版の弓手正樹氏をはじめ出版部の方々にも感謝申し上げます。

2014年7月
松見淳子

著者紹介

アネット・U・リッケル（Annette U. Rickel, Ph.D.）

コーネル大学医学部（ニューヨーク市）心理学教授。臨床実践にも従事。ミシガン大学博士号（Ph.D.）。ジョージタウン大学医療センター精神科前教授。米国心理学会フェロー，同学会 Community Research and Action 研究会前会長，米国教育協議会（American Council on Education）元フェロー。1992-94 年米国議会上級科学研究フェロー，クリントン大統領国民健康保険改革タスクフォースメンバー。国立精神衛生研究所やマッカーサー・ケロッグ財団などより科学研究助成を受ける。American Journal of Community Psychology, the Journal of Community Psychology, the Journal of Primary Prevention 編集委員を歴任。多数の非営利団体の理事会役員を務める。精神病理の危険因子が高い人に対する早期介入について単著・共著を含め書籍6冊および多数の研究論文や本の章を執筆。

ロナルド・T・ブラウン（Ronald T. Brown, Ph.D., ABPP）

テンプル大学教授（公衆衛生学，心理学，小児科学）医療学部長。米国心理学専門職委員会（American Board of Professional Psychology）資格取得。米国心理学会，米国心理科学協会，行動医学研究会，および米国神経心理学アカデミーのフェロー。米国衛生研究所，米国疾病予防管理センター，米国国防省，米国連邦政府教育省特殊教育部など多数の機関からの科学研究助成を受ける。Journal of Pediatric Psychology 編集委員長，米国衛生研究所科学調査部における行動医学介入効果の検討委員。論文，本の章，図書，総数200編は主に子どもの精神病理学と健康心理学に関連する。米国小児科学アカデミーにおける ADHD のアセスメントと実践ガイドに関するサブコミティへの連携委員。米国心理学会科学（Board of Scientific Affairs）委員会委員長。

監修者紹介

貝谷久宣（かいや・ひさのぶ）

1943年 名古屋生まれ。名古屋市立大学医学部卒業。マックス・プランク精神医学研究所ミュンヘン留学。岐阜大学医学部神経精神医学教室助教授。自衛隊中央病院神経科部長。現医療法人和楽会理事長。NPO法人不安・抑うつ臨床研究会代表。NPO法人東京認知行動療法アカデミー事務局長。京都府立医科大学客員教授。第3回日本認知療法学会会長。第1回日本不安障害学会会長。

主著：『パニック障害』（不安・抑うつ臨床研究会編，日本評論社），『不安障害の認知行動療法』（共編，日本評論社），『社交不安障害』（編著，新興医学出版社），『気まぐれ「うつ」病―誤解される非定型うつ病』（単著，筑摩書房），『不安恐怖症のこころ模様―パニック障害患者の心性と人間像』（講談社こころライブラリー，2008）

久保木富房（くぼき・とみふさ）

東京大学名誉教授，医療法人秀峰会 心療内科病院 楽山 名誉院長
1969年 東京大学医学部保健学科卒。1973年 東京大学医学部医学科卒。1996年 東京大学教授（医学部附属病院，心療内科）。2005年 早稲田大学 先端科学・健康医療融合研究機構 客員教授，東京大学名誉教授，医療法人秀峰会楽山 病院長。2008年 医療法人秀峰会 心療内科病院 楽山 名誉院長，現在に至る。日本不安障害学会理事長，日本ストレス学会元理事，日本うつ病学会元理事など。NPO法人東京認知行動療法アカデミー学院長

主著：『不安症の時代』（不安・抑うつ臨床研究会編，日本評論社），『抗不安薬の選び方と使い方』（共著，新興医学出版社），『心療内科』（共編，星和書店）他多数

丹野義彦（たんの・よしひこ）

1978年，東京大学文学部心理学科卒業。1985年，群馬大学大学院医学系研究科修了。現在，東京大学大学院総合文化研究科教授。NPO法人東京認知行動療法アカデミー教務主任理事

主著：『認知行動アプローチと臨床心理学』（単著，金剛出版，2006），『臨床認知心理学』（共編，東京大学出版会），『うつ病・パーソナリティ障害・不安障害・自閉症への対応』（共編，金子書房），『PTSD・強迫性障害・統合失調症・妄想への対応』（共編，金子書房），『認知療法・認知行動療法事例検討ワークショップ』（共著，星和書店），『臨床と性格の心理学』（共著，岩波書店），『認知行動療法100のポイント』（監訳，金剛出版）他多数。

監訳者紹介

松見淳子（まつみ・じゅんこ）／Junko Tanaka-Matsumi
関西学院大学文学部総合心理科学科教授。ホフストラ大学名誉教授（米国）。
1978年，ハワイ大学大学院博士課程心理学科卒業。Ph.D.（臨床心理学）
ニューヨーク大学医学部精神科臨床講師，ベレビュー精神病院サイコロジスト（米国），ホフストラ大学心理学科助教授，准教授，教授を歴任。アメリカ心理学会フェロー。
主著：『Cross-Cultural Psychology: Contemporary Themes and Perspectives』（分担，Wiley-Blackwell），『Behavioral Assessment (Comprehensive Handbook of Psychological Assessment Vol. 3)』（分担，Wiley, 2004），『Handbook of International Psychology』（分担，Brunner-Routledge），『臨床行動分析のABC』（監修，日本評論社）他多数。

訳者紹介

佐藤美幸（さとう・みゆき）
（京都教育大学教育学部）

エビデンス・ベイスト
心理療法シリーズ
Advances in Psychotherapy Evidence-Based Practice
❺ ADHD

2014年11月20日　印刷
2014年11月30日　発行

著　者　アネット・U・リッケル，
　　　　ロナルド・T・ブラウン
監修者　貝谷久宣，久保木富房，丹野義彦
監訳者　松見淳子
発行者　立石正信

印刷／平河工業社　製本／誠製本

発行所　株式会社金剛出版
〒112-0005　東京都文京区水道1-5-16
電話 03-3815-6661　振替 00120-6-34848

ISBN978-4-7724-1305-3 C3011　　Printed in Japan©2014

http://kongoshuppan.co.jp/

エビデンス・ベイスト 心理療法 シリーズ
Advances in Psychotherapy　Evidence-Based Practice

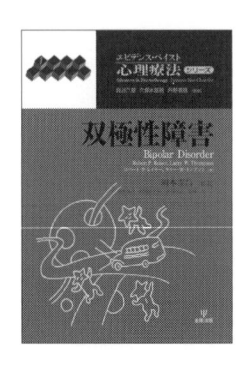

❶ 双極性障害

R・P・レイサー，L・W・トンプソン著／岡本泰昌監訳

双極性障害の治療は，急性期だけでなく維持療法期も含めた長期的視点に立った治療選択をする必要がある。本書には，治療の中心となる薬物療法を補完するものとして，認知行動療法などの心理療法について，具体的な技法の解説や臨床場面での応用法などがまとめられている。　　　　　　　　　　B5判　120頁　2,520円

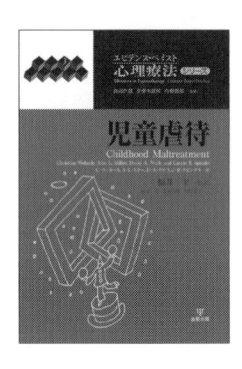

❸ 児童虐待

C・ウィカール，A・L・ミラー，D・A・ウルフ，他著／福井　至監訳

児童虐待に関する最新の研究成果と，精神医学的な障害に罹患してしまった被虐待児への，エビデンスに基づく治療法を解説する。児童虐待に関する基礎から，児童虐待の影響に関する理論，そして関連する精神医学的障害の診断と治療，被虐待児の治療方法までをわかりやすく解説する。　B5判　120頁　2,520円

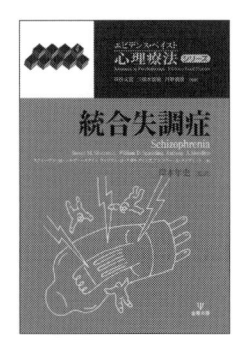

❹ 統合失調症

S・M・シルヴァースタイン，W・D・スポルディング，他著／岸本年史監訳

統合失調症の現在の概念とその治療を概説することを目的とし，そのなかでも特に心理学的治療に焦点を当てる。また，リカバリー概念についても触れ，クライエント自身が自己の生活の意味を発見して生活を有意義に送れるように援助することの大切さを説く。　　　　　　　　　　　　　　　B5判　120頁　2,520円

Ψ 金剛出版　〒112-0005　東京都文京区水道1-5-16　＊価格は税抜表示です
Tel. 03-3815-6661　Fax. 03-3818-6848　e-mail　kongo@kongoshuppan.co.jp

貝谷久宣，久保木富房，丹野義彦［監修］

- 各疾患の定義にはじまり，そのアセスメントから治療，フォローアップまでを解説
- 大事なポイントには，内容を要約した「臨床のツボ」が付されています
- 実際の臨床場面などを描いた「臨床スケッチ」により，より理解を深められます
- 欄外の見出しにより，参照したい項目がスムーズに探し出せます
- アセスメントやクライアントとのコミュニケーション・ツールとして役立つ付録も充実
- 第一線で活躍する訳者が，読みやすい翻訳で正確に内容を伝えます

全9巻　続巻　②強迫性障害　⑥ギャンブル依存

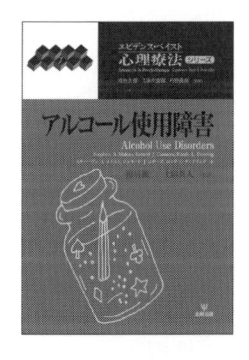

❼ アルコール使用障害

S・A・メイスト，G・J・コナーズ，他著／福居顯二，土田英人監訳

アルコール使用障害の分類や定義といった概論から始まり，理論とモデル，診断，そして治療へとテーマが展開され，それぞれがエビデンスに基づいた内容となっている。アルコール使用障害に携わる臨床家にとって進歩的かつ有用な介入方法が数多く紹介された実践的なテキスト。　　　　　　　　　　B5判　120頁　2,520円

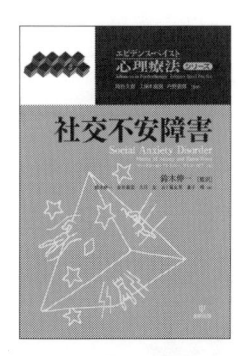

❽ 社交不安障害

M・M・アントニー，K・ロワ著／鈴木伸一監訳

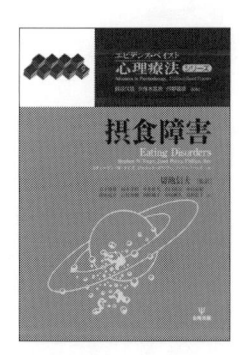

社交不安障害の診断のポイントと病態の特徴，アセスメントツールとその評価方法，治療（認知行動療法プログラム）の構成要素とそれら治療技法の選択に関わる諸要因の影響性についての解説，および症例の紹介など，必要とされる主要な情報がコンパクトに解説されている。　　　　　　　　　　　B5判　120頁　2,520円

❾ 摂食障害

S・W・トイズ，J・ポリヴィ，P・ヘイ著／切池信夫監訳

シリーズ第一弾の『摂食障害』では，神経性食思不振症（AN），神経性過食症（BN），特定不能の摂食障害（EDNOS）の疫学，診断，アセスメント，また，発症とその維持についての理論的モデルを解説し，臨床場面での認知行動療法を中心としたエビデンスに基づく治療法を提示する。　　　　　　　　　B5判　120頁　2,520円

● http://kongoshuppan.co.jp/ ●

認知行動療法・薬物療法併用ガイドブック

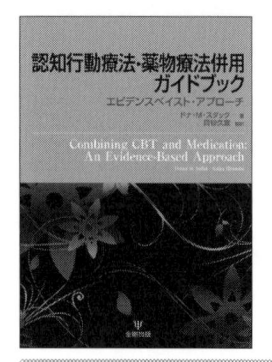

ドナ・M・スダック著／貝谷久宣監訳

セラピストと治療薬を処方できる医師との共同治療による併用療法が効果的であるとの立場から，各精神疾患への適応のエビデンスを精査する。リサーチ法の概説と神経生物学的研究についての説明から，共同治療の長所と短所と協力体制の維持の仕方，CBTと薬物療法の統合モデルについて解説する。また，大うつ病，双極性障害，不安障害，統合失調症，摂食障害，境界性パーソナリティ障害，物質乱用・依存といった各種疾患の症例ごとに併用療法の適応を詳説。さらに妊娠・出産・授乳期の併用療法にも触れる。

臨床の第一線で活躍する医師，心理士，看護師などの医療スタッフの指導書として重宝なガイドブックとなるであろう。　　　　　　A5判並製　270頁　3,800円

精神疾患診断のエッセンス
DSM-5の上手な使い方

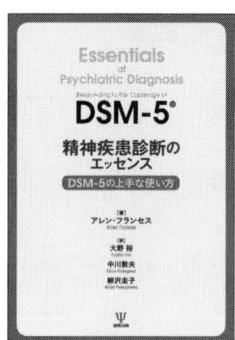

アレン・フランセス著／大野　裕，中川敦夫，柳沢圭子訳

DSM-5に定義された診断基準は臨床において非常に役立つものであるが，バイブルのように使うのではなく，患者の役に立つように柔軟に活用していくことが必要になる。本書では，各疾患の本質を捉えやすくするために診断典型例を挙げ，より記憶に留められるような工夫がなされている。典型症例の記述に続いて，筆者が長年にわたり行ってきた診療，若手医師への指導内容，そしてDSM-Ⅲ，DSM-Ⅲ-R，DSM-Ⅳの作成にかかわってきた経験を踏まえ，包括的な鑑別診断を示し，除外すべき状態や「各診断のコツ」も明示している。また各精神疾患に対応するISD-9-CM分類コードも示している。　　　　　　　　　　　　　　四六判並製　280頁　3,200円

精神医療・診断の手引き
DSM-Ⅲはなぜ作られ，DSM-5はなぜ批判されたか

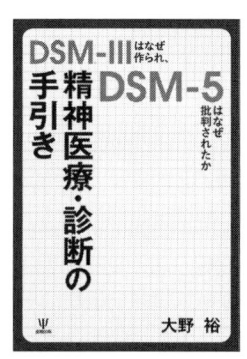

大野　裕著

DSM-5に定義された診断基準は臨床において非常に役立つものであるが，バイブルのように使うのではなく，患者の役に立つように柔軟に活用していくことが必要になる。本書では，各疾患の本質を捉えやすくするために診断典型例を挙げ，より記憶に留められるような工夫がなされている。典型症例の記述に続いて，筆者が長年にわたり行ってきた診療，若手医師への指導内容，そしてDSM-Ⅲ，DSM-Ⅲ-R，DSM-Ⅳの作成にかかわってきた経験を踏まえ，包括的な鑑別診断を示し，除外すべき状態や「各診断のコツ」も明示している。また各精神疾患に対応するISD-9-CM分類コードも示している。　　　　　　　　　　　　　　四六判並製　201頁　2,400円

Ψ 金剛出版　〒112-0005　東京都文京区水道1-5-16　　＊価格は税抜表示です
　　　　　　　Tel. 03-3815-6661　Fax. 03-3818-6848　e-mail　kongo@kongoshuppan.co.jp

●http://kongoshuppan.co.jp/

成人のADHDに対する認知行動療法

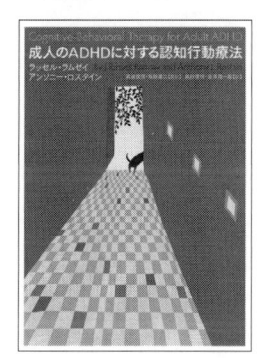

R・ラムゼイ，A・ロスタイン著／武田俊信，坂野雄二監訳

　本書では，ADHDの治療法として，認知行動療法と薬物療法を併用する際の具体例と役割の違いについて，事例を通して詳しく説明している。児童の頃から成人に至るまで，日常生活上の困難さを長期間抱えてしまう成人のADHDに関わる臨床家（医師，心理士等の支援者）の方に，是非ご一読いただきたい。
　また，日常生活で困難を感じている方，またその周りにいる方にも，手にとっていただきたい1冊である。本人の正しい理解と周りにいる方のサポートにより，本人の困りごとが軽減し，快適な日常生活の一助になることを本書では解説している。

A5判並製　280頁　3,600円

子どものトラウマと悲嘆の治療
トラウマ・フォーカスト認知行動療法マニュアル

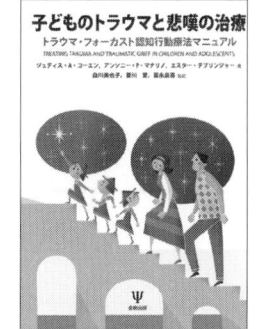

J・A・コーエン，A・P・マナリノ，E・デブリンジャー著
白川美也子，菱川　愛，冨永良喜訳

　本書で述べるトラウマ・フォーカスト認知行動療法（TF-CBT）は，トラウマやトラウマ性悲嘆を受けた子どもへの治療法として信頼すべき理論的基盤を持ち，科学的に効果が実証され，厳密な臨床家の養成システムに支えられているアプローチである。
　第1部では，児童期トラウマの影響，TF-CBTモデルの概念，アセスメント技法を紹介し，第2部はトラウマに焦点を当てた構成要素を，覚えやすい頭文字の組み合わせ，PRACTICEを用いてわかりやすく描き出す。さらに第3部ではトラウマ性悲嘆に焦点を当てた構成要素を詳述する。

A5判並製　296頁　3,400円

発達障害とキャリア支援

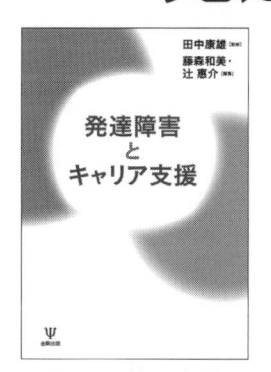

田中康雄監修／藤森和美，辻　惠介編集

　就労を視野に入れつつ，訓練，リハビリテーション，学習なども含め，発達障害児者のキャリア形成を広く支援する。
　「理解編」では，特別支援教育以降となる青年期・成人期においてとくに配慮すべき障害特性について理解を深め，社会との関わりにおける課題を見つめ，自立に向け就労を目指す際に利用できる制度・社会資源について解説する。「実践編」では，各地の取り組みから，職業リハビリテーションの観点から行う就労支援，高等専門学校における就労支援の事例，NPOによるピア・サポートを取り入れた雇用の取り組み，ジョブマッチングを重視した就労支援を紹介する。

A5判並製　264頁　3,200円

Ψ 金剛出版　〒112-0005　東京都文京区水道1-5-16　　＊価格は税抜表示です
　　　　　　　Tel. 03-3815-6661　Fax. 03-3818-6848　e-mail　kongo@kongoshuppan.co.jp

● http://kongoshuppan.co.jp/

子どもから大人への発達精神医学
自閉症スペクトラム・ADHD・知的障害の基礎と実践

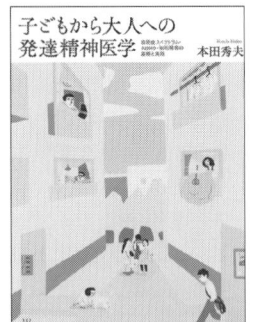

本田秀夫著

　発達障害の子どもたちに精神科医は何ができるか？　自閉症スペクトラム理解するためのの基礎から実践応用までを解説した臨床書。
　21世紀初頭の精神医学における最大のトピックスの一つである発達障害は，人口の少なくとも十数％はいると考えられ，医療，教育，福祉など，さまざまな分野に強いインパクトを与えている。本書では，乳幼児期から成人期までを縦断的に捉えた「発達精神医学」の視点から，DSM-5での変更点も含めて発達障害の基本的知識と実践の考え方が示されている。発達障害に関わるすべての臨床現場に必携の一冊。

A5判上製　190頁　3,200円

やさしいみんなのペアレント・トレーニング入門
ACTの育児支援ガイド

L・W・コイン，A・R・マレル著／谷　晋二監訳

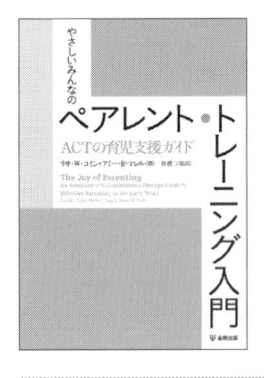

　わがまま，怒り，かんしゃく，暴言など，子どもの問題行動で子育ては難しくなる。そしてマインドはささやき，親の責任を追求する——ACT（アクセプタンス＆コミットメントセラピー）は，苦しい体験を回避するのでもなく，マインドのささやきに直面するのでもなく，すべてをあるがままに受け容れるしなやかなペアレンティング・トレーニングを提案し，マインドフルネスのエクササイズを体験しながら「なぜわたしは子育てをしているのだろう？」と問うことを推奨する。子育てのなかで大切にしている価値に気づき，ACTのペアレンティング3原則「受け入れる－選択する－行動する」の実践で子育ては大きく変化しはじめる。

A5判並製　330頁　3,400円

はじめはみんな話せない
行動分析学と障がい児の言語指導

谷　晋二著

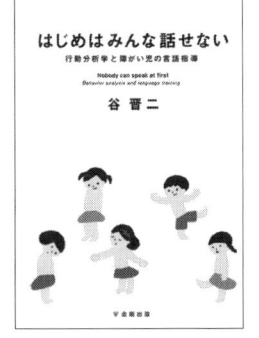

　本書では，行動分析学の祖スキナーからロヴァースそしてモーリスへと受け継がれてきた行動分析学セオリーのわかりやすい解説を提供しながら，話せなかった子どもたちに言葉を与えるための様々なアイディアとスキルを紹介していく。
　行動分析学の基礎研究と行動的介入を組み合わせた言葉の技術が開発され，応用行動分析からCBTの最新形としてのACT（アクセプタンス・コミットメント・セラピー）へと変遷していくプロセスが，障害児言語指導と家族支援と同時進行に進められたことを理解できることも，本書のさらなる魅力となっている。

A5判並製　212頁　2,800円

Ψ 金剛出版　〒112-0005　東京都文京区水道1-5-16　　＊価格は税抜表示です
Tel. 03-3815-6661　Fax. 03-3818-6848　e-mail　kongo@kongoshuppan.co.jp

● http://kongoshuppan.co.jp/ ●

認知行動療法を活用した 子どもの教室マネジメント
社会性と自尊感情を高めるためのガイドブック

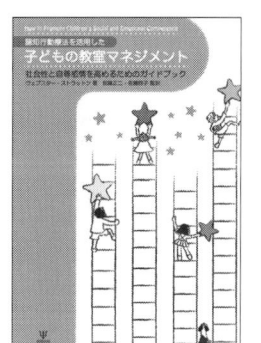

ウェブスター−ストラットン著／佐藤正二，佐藤容子監訳

子どものポジティブな行動に着目し，教師のやる気を引き出す現実的なマネジメント指導書。認知行動療法やSSTの手法を用いて実際に使える関係スキルの技術がやさしく解説され，子どもの教育的ニーズに応える際に，教師と親が協力する方法を指し示すこと，また，子どもの社会性や情緒的能力を高めると同時に攻撃性を改善することを目的としている。3歳から8歳の子どもが在籍する教室で，現場の教師が学級マネジメントを円滑にできるように，教師をトレーニングするための実践書として書かれたものである。子どもと接する多くの援助職が，上手な対応の仕方を学ぶ際に必ずや役立つであろう。　　　　　　　　　　　　　　　B5判並製　266頁　2,900円

発達障害支援必携ガイドブック
問題の柔軟な理解と的確な支援のために

下山晴彦，村瀬嘉代子編

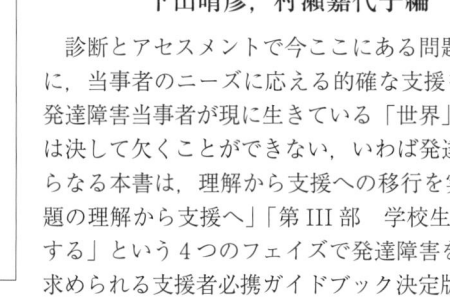

診断とアセスメントで今ここにある問題を柔軟に理解すること。この理解をベースに，当事者のニーズに応える的確な支援を協働的につくりあげること。この両輪は，発達障害当事者が現に生きている「世界」へ限りなく近づきながら支援をするためには決して欠くことができない，いわば発達障害支援の要といえる。全11章33論文からなる本書は，理解から支援への移行を実現するため「第Ⅰ部　序論」「第Ⅱ部　問題の理解から支援へ」「第Ⅲ部　学校生活を支援する」「第Ⅳ部　社会生活を支援する」という4つのフェイズで発達障害を考える。当事者中心の支援のため，今こそ求められる支援者必携ガイドブック決定版！　　　　　　A5判並製　520頁　5,800円

自閉症世界の探求
精神分析的研究より

D・メルツァー他著／平井正三監訳／賀来博光，西見奈子訳

本書はメルツァーによる自閉症臨床研究の成果をまとめたものである。

事例検討は何年もわたって行われ，また週4・5回のセッションの記録を記載しているので，精神分析だけではなく，自閉症の子どもの観察記録としてみた場合にも，貴重な資料となることは間違いない。

難解であるが，本書を読み進めることにより，自閉症自体がいったい何なのか，という問いを私たちに引き起こし，深い理解が促されるであろう。

精神分析の流れにおいても，自閉症の理解と治療的アプローチの流れにおいても，重要な研究文献となる一冊である。　　　　　　　　A5判並製　288頁　3,800円

Ψ 金剛出版　〒112-0005　東京都文京区水道1-5-16　　＊価格は税抜表示です
　　　　　　　　Tel. 03-3815-6661　Fax. 03-3818-6848　e-mail　kongo@kongoshuppan.co.jp

●http://kongoshuppan.co.jp/●

素行障害
診断と治療のガイドライン

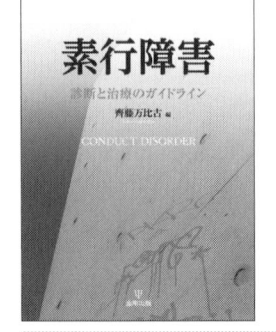

齊藤万比古著

　素行障害（conduct disorder：CD）は，社会的な規範に対する反復的かつ複数の分野にわたる問題行動によって規定される疾患概念である。それは，被虐待児に発現の親和性が高く，発達障害の子どもにも同じ傾向があるとされる。また，CDの存在によって，併存する精神疾患の治療は難しくなり，対応困難例とされることも多い。
　診断・評価にあたっては，DSMやICDに基づく診断が半構造化された基準にしたがって行われるべきであり，それに加え本書では，下位分類を評価するCDCL（conduct disorder check list）の有効性を示す。治療については，まず性非行に対する自立支援施設での治療教育プログラムの成果を明らかにする。　**A5判上製　308頁　4,500円**

子育ての問題をPBSで解決しよう！
ポジティブな行動支援で親も子どももハッピーライフ

M・ハイネマン，K・チャイルズ，J・セルゲイ著
三田地真実監訳／神山　努，大久保賢一訳

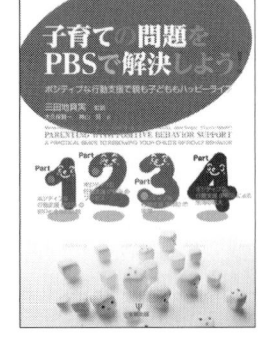

　ポジティブな行動支援（PBS）とは，子どもの行動がなぜ起きているのかという原理を理解し，それを踏まえて望ましい行動を促したり，望ましくない行動を予防したり起こりにくくする方法を見つけるための，問題解決のプロセスである。PBSの効果については，すでに多くのエビデンスにより，実際に現場で役立つことが実証されている。本書を上手に使って日常生活にPBSを取り入れ，子どもの望ましい行動にさらに着目することで，よりハッピーな親子関係を築けるように，というのが著者らの願いである。　**B5判並製　216頁　2,800円**

いじめサインの見抜き方

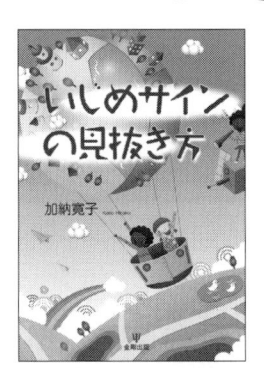

加納寛子著

　現代的いじめの特徴を踏まえ，深刻な事態に陥らないよう解決を図っていくためには，早期発見と早期対処しかないと著者は言う。こうした問題意識から，子どもたちから発せられるさまざまなサインをキャッチし，早期解決のための手立てをまとめたのが本書である。第1部では，従来型のいじめはもとよりネット社会におけるさまざまないじめの諸相を15章にわたり解説し，第2部では机，持ち物，表情や言動，そしてSNSなどから予兆を見つける手法を明らかにする。第3部では，関係機関との連携も含めた具体的対応策を提示した。読み進んでいく各章ごとに，読者はいじめの見とりと手立ての鍵を手に入れていくことになるだろう。　**A5判並製　192頁　2,400円**

Ψ 金剛出版　〒112-0005　東京都文京区水道1-5-16　　　＊価格は税抜表示です
　　　　　　Tel. 03-3815-6661　Fax. 03-3818-6848　e-mail　kongo@kongoshuppan.co.jp